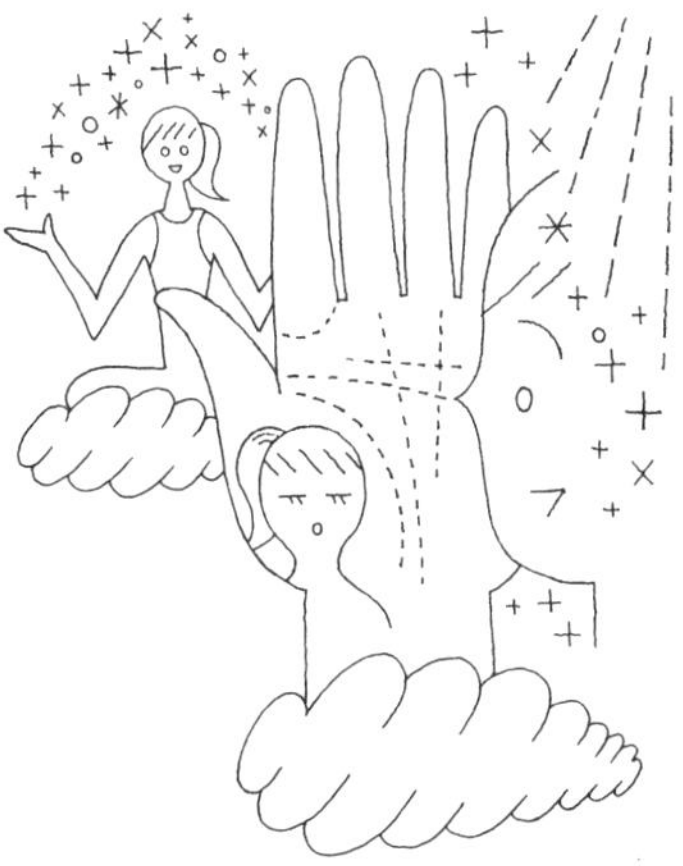

幸運体質をつくる！

からだ風水

体を
リセット、
運気をアップ
！

からだ風水師
かんだななみ

BAB JAPAN

はじめに

30代の前半、私は自律神経失調とうつ病をわずらっていました。うつ病で心が弱り、自律神経失調症で体も不調、体が歪んでキチンとした姿勢を保つことができませんでした。

まっすぐ立っているつもりなのに、鏡で姿を見ると腰がねじれ、肩の高さが左右違っていました。背骨が歪んでいたので、そこから出ている自律神経の働きが狂い、呼吸が浅く疲れやすい毎日でした。午前中少し仕事をしただけで、午後は疲れて動けなくなり、横になって休むという状態。

ネガティブ思考にどっぷりとつかっていて、起こってもいないことをアレコレ想像し、不安や恐れ、怒りで泣きながら道を歩いたこともありました。

そんな身も心もヨレヨレの状態を反映して、当時の私の相《そう》（手相、顔相、体相）は、乱れて悪相になっていました。手相で才能や能力を示す知能線は、うつ病を反映し、ノイローゼや精神疾患を示す印が出ていて、線はか細くなっていました。生命力や健康運を示す生命線は、途中で切れていて、危険信号を示していました。顔相も、手相と同じく乱れており、体相もガタガタになっていました。

相が悪相、凶相になると、運も停滞し凶運を引き寄せます。その当時、会社を経営していたのですが、仕事は安定せず、それに伴ってお金の流れも滞り、あわや破産⁉という状態に陥ったのですが、知り合いの弁護士さんに助けていただき、破産申請は免れました。しかし、同じ頃、母親が入院し、様子を見に遠方の実家に何度か帰らねばならず、仕事もお金も本当に大変に。

「これは、本当になんとかせねば！　とにかくこのシンドイ体を整えよう」と、ここにきてやっとハラをくくり、自己を改善するために動き始めたのです。

まず、深い呼吸ができるようにしなければと、背骨をやわらかくするストレッチ。そして地に足をつけて生きていくために、足腰を鍛えるスクワット。

ツライ、苦しいとウツウツしていた自分を変えるべく動きだして約半年、「少し楽になってきたな」と感じていたある日のこと。気功のファンソン功というものをしていた時、体に鬱積していたものが手のひらを通って抜けていくのがわかったのです。手のひらから汗がにじみ出るような感じで、1時間ほど出続けたのち、体がスーッと楽になっていきました。

「あっ、私、治った！」と感じた瞬間です。

体が動けるようになってくると、滞ってた運気も動き始めました。あわや破産か⁉という状態だった会社が持ち直し、借金も完済して収支はプラスに。そこでその会社を人にお譲りして（マイナスでは引き取り手がありませんものね）、私自身は、やりたかった整体、体の世界に進むことができたのです。

そして、手相までも変わっていました。精神の乱れを示していた、知能線の印が消えていたのです。また、運勢や仕事運を司る運命線が、障害線でストップしていたのに、そこを突き抜けて伸び、切れていた生命線が繋がっていたのです。

体を整え、気の流れを良くすることで、手や顔、体の相は吉相になり、運気も向上するのです。あなたの人生をイキイキと歩んでゆくために、本書でご紹介する「からだ風水」を活用していただければと思います。

CONTENTS

目次

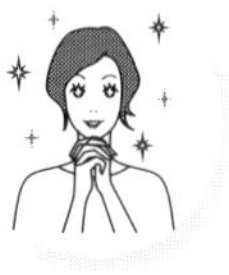

第2章

顔相：ツキを呼び込む「幸せ顔」のつくり方

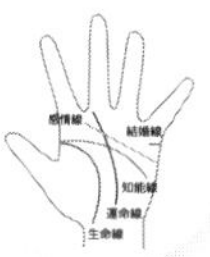

第3章 手相：運と愛をつかみとれる手相への変え方

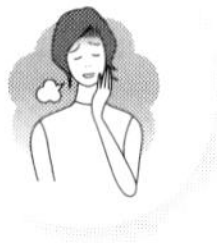

第4章

浄化：体や心にまとわりついたネガティブなエネルギーは、あなたの運を落とします

第1章

体相：
貧乏神を体から追い出し、
福の神にお住まいいただく方法

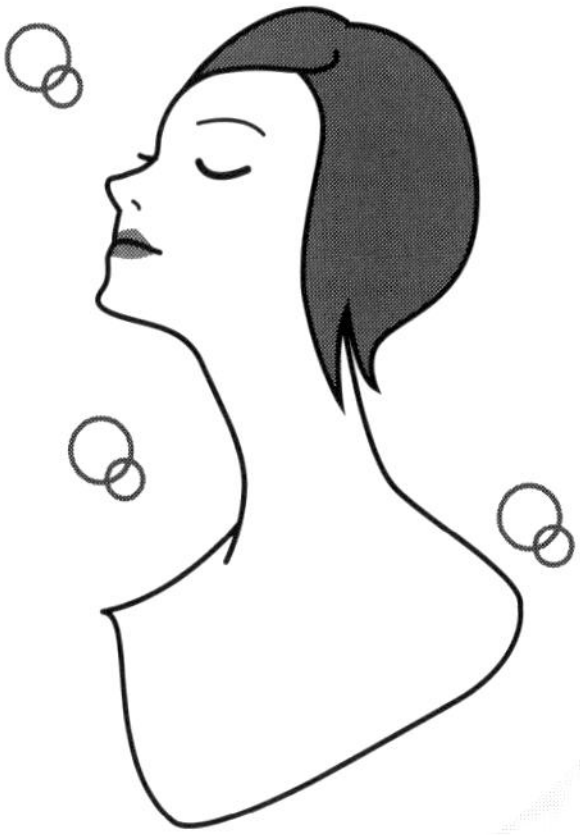

あなたの体に貧乏神が住んでいるかどうかの見分け方。

金運を上げたい、自分に合った仕事に就きたい、素敵な人と結婚したい、子どもを産みたい…そんな願いを胸に、風水を取り入れたり、有名なパワースポットに行ってみたりしている人、いらっしゃると思います。

ただ、次のような方もいらっしゃるかもしれません。家は整理整頓を心がけ、鏡も窓もピカピカ、不要なものは捨てて断捨離もした。すごいパワースポットがあると聞けば必ず行く。お墓参りもお墓まわりの掃除もしている。しかし、たいした効果を感じられない…やはりただの迷信…？　良いと言われたことは頑張って実行しているのに、なかなか効果を感じられない、そんなあなたに、目を向けていただきたいことがあります。

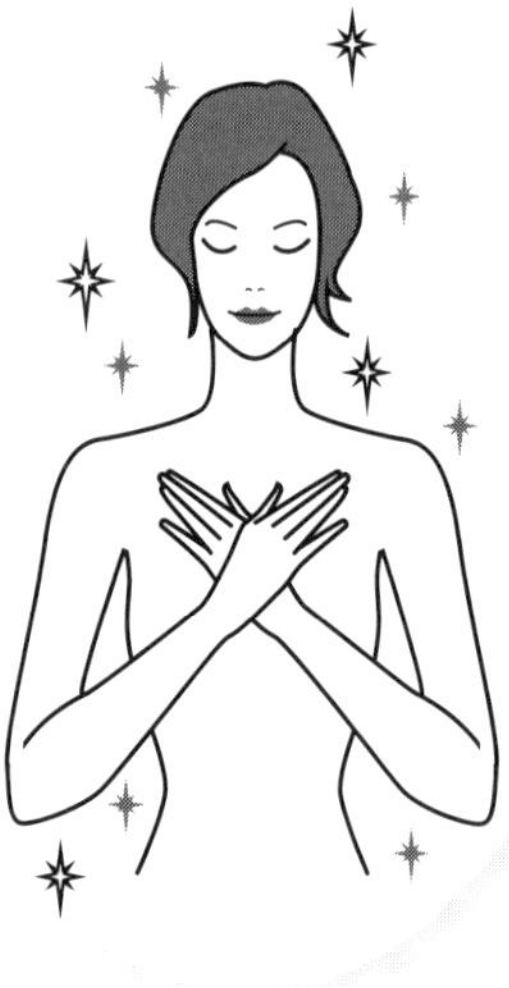

✴体は神様がお住まいになる神殿です

眠れる助言者エドガー・ケイシー（1877〜1945、米国）は、リーディングの中で「汝の体を肉体的に清めよ」「汝の体は生ける神の神殿である」といいました。私たちの体は神が住む宮、神社のようなものだからです。

どんなにお部屋をピカピカに磨き整え、神様をお招きしても、あなたの体が汚れ、邪気（ネガティブエネルギー）に溢れていては、福の神は嫌がって出て行ってしまい、代わりに貧乏神が喜んで居座ってしまいます。

腐った水の入ったコップにきれいな水を入れても、腐ってしまうでしょう。それと同じで、器であるあなたの体が汚れていたら、いくらパワーのある気を入れても、汚れ、腐ってしまいます。大切な自分の体に邪気を近づけないようにしましょう。もう、とっくに貧乏神が居ついている、なんて場合は、追い出しましょう。

✴あなたの体に邪気が巣くっているかどうかの見分け方

邪気があるかないかの判断は簡単です。私たちの開運を阻む邪気は、次のような場所に好ん

で集まります。暗い、汚い、臭い、冷たい、ジメジメしている、これらが体にあるかどうかです。具体的に例をあげると

・暗い＝うつ、気が滅入る、顔色が悪い
・汚い＝便秘、宿便、代謝が悪い、だるい
・臭い＝口臭、体臭
・冷たい＝冷え症、血流が悪い
・ジメジメしている＝むくみ、悩みがち　…などなど。

また、邪気は、老廃物という形をとって私たちの体に居座っています。肩こりや腰痛、膝などの関節痛も、邪気がそこに集まっているのです。

いかがですか？　思い当たることはありますか？　もし、あるようでしたら、貧乏神が巣くっている可能性大です！　貧乏神に出て行っていただき、福の神をお招きするために自分の体を改善しましょう。その改善方法を、これから紹介していきたいと思います。

体質

1 妊活力を高めるには、ここの強化が大切です。

なかなか赤ちゃんが授からない……。そんなお悩みを抱えて私のサロンにいらっしゃる方の体を拝見すると、だいたい共通して弱っている場所があります。

それは、第1チャクラと第2チャクラです。

私たちの体には、7つのエネルギーポイント、「チャクラ」という場所があります（章末コラム「チャクラ」参照）。外界と体の気のエネルギーを交換する出入り口のようなところであり、体内で気が巡るポイントです。そして、ここに対応した体や心に影響を与えています。

◆チャクラ

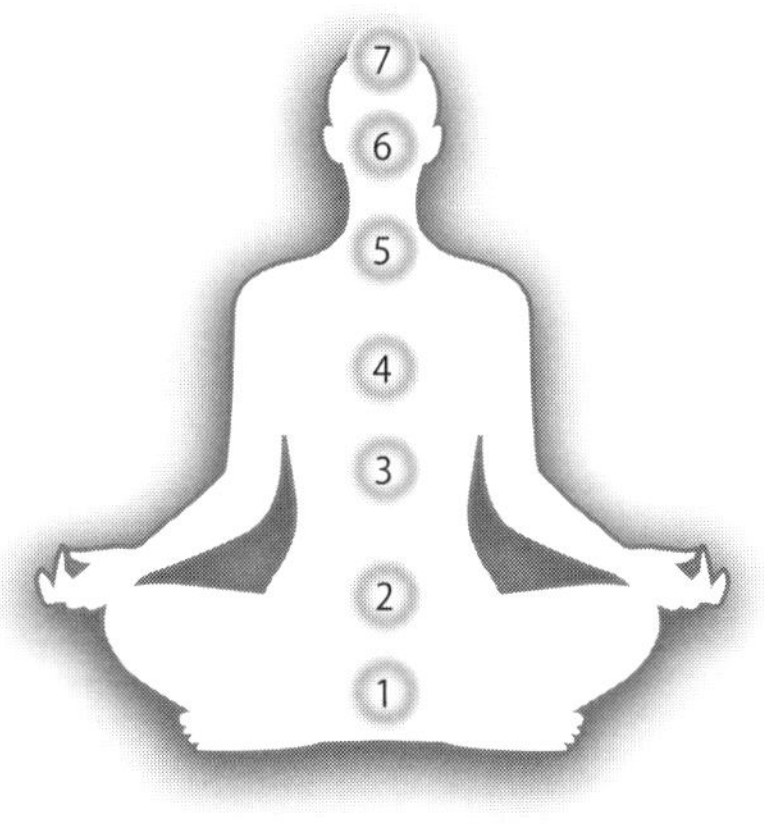

第2〜6チャクラまでは前（胸側）と、後（背中側）、第1チャクラと第7チャクラはそれぞれ1つ、計12個の出入り口があります。

第1チャクラの場所は、会陰（肛門と性器の間）。体は、骨や筋肉、副腎に対応しています。第2チャクラの場所は、下腹部（おヘソと性器の間）、丹田と呼ばれる場所です。背中側は仙骨にあります。体は、卵巣、精巣、骨盤や膀胱に対応しています。

第1チャクラは、生命エネルギーの場所。性欲や肉体的欲求を司ります。第2チャクラは、生殖器関係、セクシャリティに関係し、やはり、性や肉体の欲求を司ります。どちらも性欲、生存本能に関係するところで、ここが弱くなっているのです。

妊活を成功させるためには、肉体のエネルギーバランスを整える必要があります。特に、生命に関係するこの第1チャクラと第2チャクラの強化は必須です。生存本能、自分のDNAを残そうとする部位ですので、しっかり活性化させて、赤ちゃんがお腹の中で安心してくつろげる場所を整えましょう。

✴チャクラ活性化法

●スクワット

スクワットは、弱っている第1チャクラ、第2チャクラを強化します。スクワットは成長ホルモンを大量に分泌してくれます。成長ホルモンはアンチエイジングや妊活にも必須で、精子の量を増やしたり、元気な卵子の育成に欠かせぬホルモンです。

①両足を肩幅に広げます。
②後ろに椅子がある感覚で、お尻を少し後方に突出し、腰を落としていきます。
③太ももが床と平行になるまで、しゃがむのが理想です。5秒ほどかけてゆっくり落とします
＊膝がつま先よりも前に出すぎないよう注意。
④5秒かけて戻します。
⑤膝はまっすぐまで戻さず、また、しゃがみます。回数は10～20回。
＊上半身を起こして、猫背にならないように注意してください。

◆スクワット

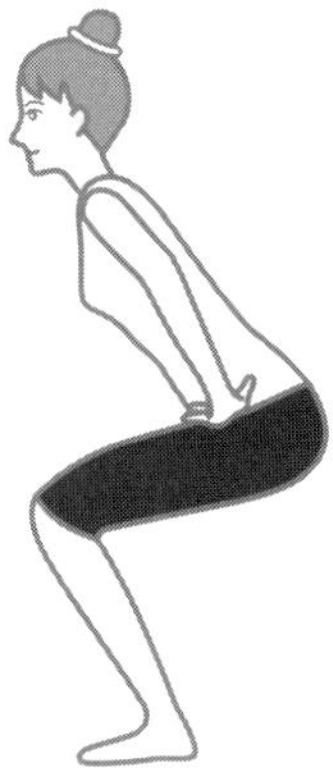

ぜひスクワットを毎日の日課にしましょう。また、このチャクラの活性化のためには、「腎」の強化も有効です。
「目の下がくすんでいると、子宝に恵まれにくくなる」(79ページ)
「アゴが梅干しのようになる人は、頑固です」(111ページ)
「神仏に守られている手相、妊活力も高いです」(166ページ)
も参考にしてください。

●肛門括約筋を鍛える

肛門をキューッと締めて、ゆるめる。これを1日に最低100回繰り返します。電車を待っている時など、時間が空いた時に行ってください。

肛門括約筋は、第1チャクラの活性化に有効です。

しかし、長い間、肛門括約筋を意識した生活をしていないと、筋肉の動かし方がわからなくなっている場合があります。

そのような時は、「眉間に縦ジワがあると、親しい人とトラ

◆肛門括約筋

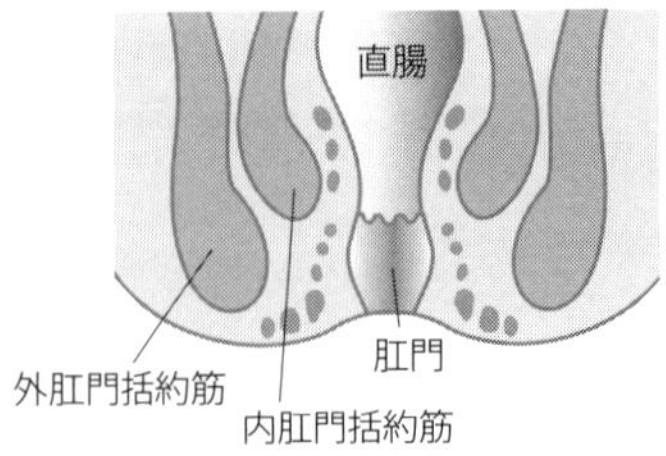

ブルが起こりがち」（103ページ）に、簡単に肛門括約筋を動かせるようになる方法を紹介していますので、そこから始めてください。筋肉の動かし方がわかると思います。

●お腹を動かす

下腹を膨らませ、次に、へこませる。これをワンセットとして300回行います。この動きは、第2チャクラに有効です。

第1チャクラと第2チャクラは、物質世界を生きていくためのエネルギーポイントでもあります。ここがシッカリしていると、地に足をつけて生きることができます。地とは、この地球のこと。お腹がゆるみ、エネルギーが漏れた状態だと、地球で生きていくためのお金や豊かさ、エネルギーが漏れていきます。ガッチリ鍛えましょうね。

Point!

第1チャクラ、第2チャクラを活性化させ、妊活力アップ！

体質

2

夢や目標を叶えるためには、ここを整えなければなりません。

イライラする、根気が続かない、まわりの意見に影響を受けやすい、チョットしたことでも不安になったりする。こんな時は、お腹の上部、胃のあたりに不調があるようです。

ここは、「第3チャクラ」（太陽神経叢《たいようしんけいそう》チャクラ）です。パワーチャクラと呼ばれ、自分の人生を創造するための力を宿している場所です。喜怒哀楽の感情、自分を評価すること、自信、自己責任などを司ります。

このチャクラが活性化していると、感情をコントロールでき、他者の意見に左右されず、自分の意志で決断し行動します。内側から湧き上がるような自

◆第3チャクラ

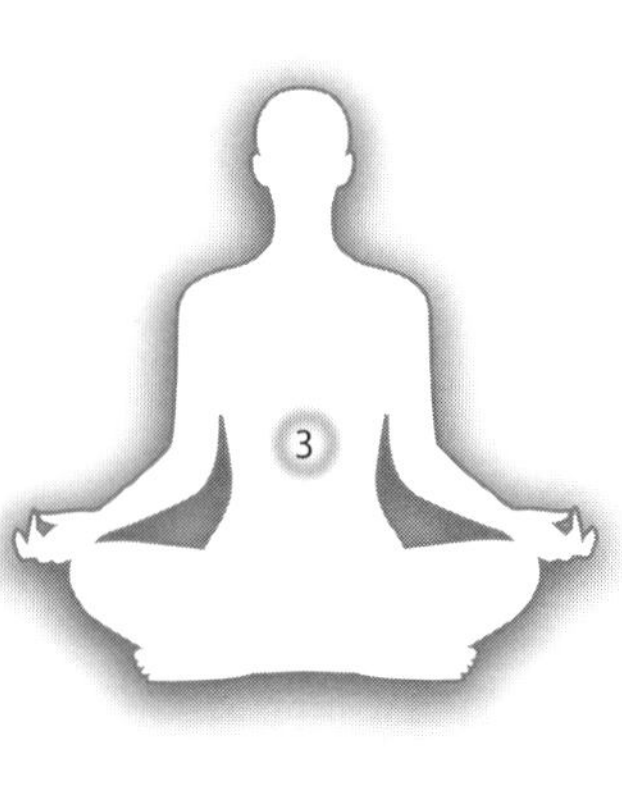

信を感じることができ、自己実現、目標達成もしやすくなります。金運も強まります。

ここが乱れて不活発になると、怒りっぽかったり、不満やストレスを感じやすくなったりします。自己評価が低く、アイデンティティが育ちません。自分の意志や考えが薄くなり、他者の影響や意見に従ってばかり。もしくは反対に、自己中心的でワガママ、他者をコントロールしようとする場合もあります。周囲の評価を気にし、他者の承認を得ることによって、自信のなさを埋めようとするのです。

「私が〜をしてあげたら、あなたは私を愛してくれますか?」というような、条件付きの行動をもたらすこともあるようです。でも、あなたの求めに対して、十分な見返りがもたらされることはめったにというか、ほぼありません。

人の気持ちを操作して自分を好きにさせることはできないのです。その結果、深く失望し、傷つき、怒りを感じることになります。その感情は消化できず、胃のあたりにどんどんカタマリとなり溜まっていきます。

また、認めてもらいたいのに、賞賛を素直に受け取らないこともあります。自分を恥じる気持ちや、自分は愛される価値がない、という無意識の表れです。

自分に自信が持てないので、夢や目標があってもそれに向かって行動することができません。自分の力を手放してしまうのは、行動の結果の責任を負いたくないという自己責任の問題も絡んできます。

第3チャクラに対応しているのは、膵臓や胃の消化器系や肝臓です。感情の消化、コントロールができないのと同じで、このチャクラが弱ると、消化器系もトラブルが起きやすく、胃潰瘍や胃炎、胃がもたれるなどの消化不良が起きます。胃がいまいちスッキリしない、成功したいと思って動きだしても途中であきらめてしまう、いつか叶えたい夢はあるけど、その「いつか」がいつまでたっても訪れないという方、この第3チャクラが弱っています。

他者にコントロールされることも、することもなく、自分らしく生きていくため、望む人生を手に入れるためには、ここの活性化は必須です。

✴第3チャクラ活性法

●笑う!

ここの活性法は、たくさん笑うことです。笑うことで、お腹が動きます。その喜びの動きで、腹に溜まったネガティブなエネルギーが追い出されます。また、胃の裏側にある太陽神経叢も刺激を受けるので、神経の伝達も良くなります。ガンガン笑いましょう!

●枕たたき

第3チャクラは、怒りが溜まる場所。その怒りを吐き出すことも必要です。「腹が立つ」っていうでしょ? 本当に胃がキュッと硬く縮むんです。

これには枕たたきが効果的! 優しい枕は、あなたの怒りを受け止めてくれます。思いっきりたたいちゃってください。スッキリしますよ。

●手を当てる

手のひらを胃の部分に当てるのもオススメです。「手当て療法」ですね。そっと手を当て横になっていると、硬くなっていたお腹が、ゆるんでくるのがわかります。

たまには、ゆっくりと自分の体の声を聴く時間を持つといいですよ。

Point!

第3チャクラを整えて、望む人生を手に入れる!

歪み

3 猫背は貧乏神の腰かけです。

テレビ番組で、ある心理学者の方が言ってました。

「猫背だと不幸になりやすい。幸せだな～と感じるためには、『猫背をなおす』『背筋を伸ばす』『早歩きをする』が効果的」。

人は疲れると、背中を丸めてトボトボという感じで歩いてしまいますよね。また、ストレスや緊張を感じると、体が縮みます。ストレスは体にとって危険と認識されるので、自然と身を守るような身構えになるのです。

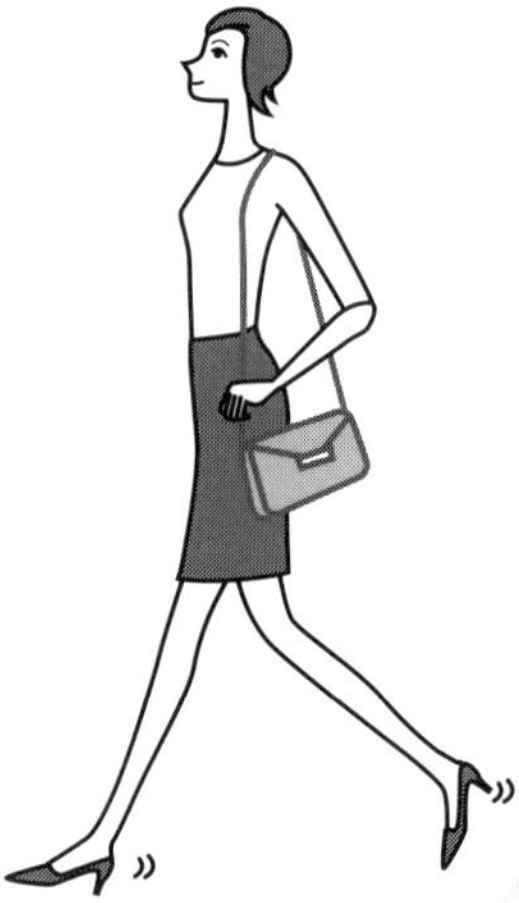

そうした無意識の反応が脳に記憶されます。背中が丸まり、筋肉が縮んでいるということは、

その人が危険な状態にさらされている、疲れきっており、幸福な状態とは程遠い、と脳が認識するのです。

これでは、困りますよね。今、現在の状況がどうあろうとも、自分の脳ミソに「私は幸せよ！」と筋肉を通して情報の書き換えをしましょう。

幸せ感が漂っている人は、胸が開き、背筋を伸ばし、顔も前を向いていますよね。肌の色ツヤもピカピカです。幸福オーラをまとっている人の姿勢や表情を真似てください。そうすると脳は、「おっ、幸福に満ち溢れてるね！」「では、それに合った生き方をしなくちゃね」と、幸せのプログラムを発動し、幸運の人生を創っていこうとするのです。幸運は幸運を引き寄せ、不幸は不幸を引き寄せます。「類友の法則」「引き寄せの法則」ですね。

「幸せだな～」と感じて生きていくために、背筋を伸ばし、カッ、カッ、カッと歩いていきましょうね。トボトボは、だめですよ！

しかし猫背のクセがついてしまった筋肉は、意識だけではなかなか伸びてくれません。ストレッチが必要です。簡単にできる「猫背なおしストレッチ」を紹介しますので、ぜひやってみてください。

✴天使の羽を動かそう

以前、ある整体師さんに「天使の羽が硬いですね。これでは、飛べませんよ」と、言われたことがあります。「天使の羽って、いい響きね〜」と、今でも覚えています。

天使の羽とは、肩甲骨のこと。肩甲骨は体の中で唯一、ほかの骨と絡み合っておらず、独立していて、まさに天使の羽のように動く骨です。柔軟にあらゆる方向に動くのが理想です。

しかし、清らかな天使は、現世では少し油断すると悪に染まりやすいのです。ＰＣやスマホやでズ〜っと前かがみの姿勢をしていると、肩甲骨の裏側に老廃物が溜まります。老廃物は毒素です。その毒素に動きを止められ、自由に飛べなくなってしまうのです。

猫背は貧乏神の腰かけです。不幸を引き寄せるのです！ガッツリ！と幸運を引き寄せるために、天使の羽を動かしましょう！

◆猫背なおしストレッチ

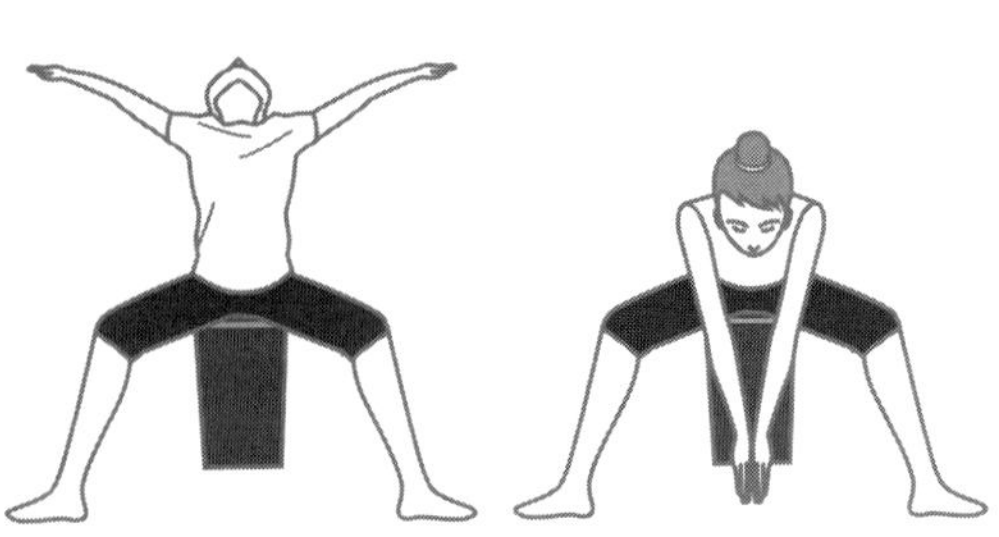

●猫背なおしストレッチ

①椅子に座り、足を広げます。

②手の甲と手の甲を合わせ、息を吸いながら体を足の間に折り曲げていきます。

③息を吐きながら、上体を起こしていきます。その時、手のひらを上に向け、胸を開くように手を広げます。この動きを、3回行います。

●猫の伸びのポーズ

①腰を持ち上げ、手のひらを床につけ、前に伸ばします。

②腰を斜め後ろに突き出しながら、胸を床に押し下げるイメージで、背骨と肩甲骨まわりの筋肉を、伸ばしていきます。

Point!

猫背をなおせば、幸運の神様にお越しいただけます！

◆猫の伸びのポーズ

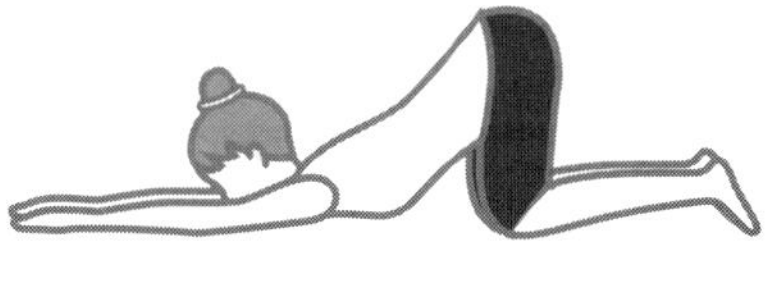

歪み

4

みぞおちあたりから歪んでいる人は、依存心が強くなります。

気力が落ちてくると、自分の足で立ち、自力で生きていくことに自信がなくなります。誰かに頼りたい…支えてほしい…助けてほしい…と無意識に願ってしまいます。

私はバリバリ依存心が強いので、油断するとムクムクと、そんな思いが湧いてきます。そのような時、自分の姿を鏡で見ると、みぞおちあたりから体が曲がっています。「はぁ〜〜〜」って、タメ息ついてそうな姿ですよね。

◆みぞおちから曲がった姿勢

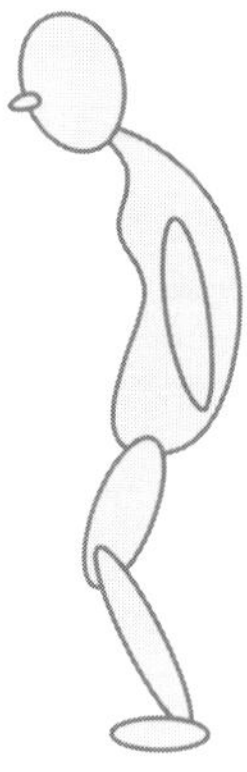

腎の機能を高めて精力アップ

ここは、「腎」に関係がある場所です。「腎」は精の貯蔵庫で、精は生命エネルギーです。生命エネルギーの減少は、老化を早めます。腰や膝のだるさや痛み、耳鳴や難聴、抜け毛や白髪、生殖系のトラブル、更年期障害がひどくなる…このような症状が出てきますし、気力も落ちてきます。

「どうにも困った…」という場合は、「助けて」と素直にお願いすることも大切です。なんでもかんでも自分一人で抱え込む必要はありません。

しかし、自分の人生、できるだけ自分の足で歩んでいきたいと思いませんか？　そのためには、みぞおちあたりを伸ばし、腎の機能を高めて精力アップしましょう。

●みぞおちを伸ばすストレッチ

①正座をします。
②足を横に出します。ペチャンコ座りですね。
③上半身を後ろに倒します。
④腕をバンザイのように上げます。この状態で2〜3分キープ。

◆みぞおちを伸ばすストレッチ

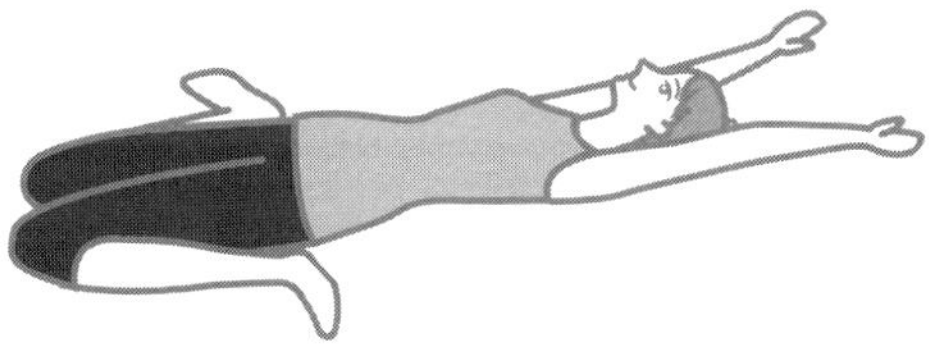

体が硬くてこのストレッチはキツイ、という方は、「神仏に守られている手相、妊活力も高いです」（１６６ページ）に、楽にできる方法を紹介していますので、参考にしてください。
就寝前にやると1日の疲れが取れますし、朝、目が覚めた時に行えば、すっきり元気にスタートが切れます。ウエストも締まって、バストも上を向きますよ。

●湧泉の刺激で「腎」をケア

・指または棒で湧泉《ゆうせん》のツボを３秒ほど押したあと、スーッと抜きます。これを何度か繰り返します。

◆湧泉

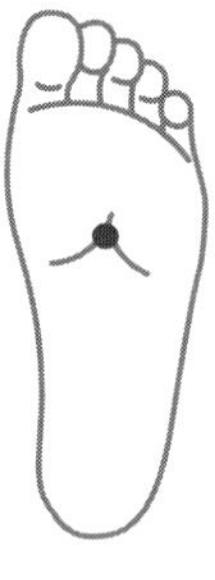

このツボは腎臓の活性化に効果的で、冷え症や生理痛などにも効果があります。「目の下がくすんでいると、子宝に恵まれにくくなる」（79ページ）にケアの方法を紹介していますので、参考にしてください。

Point!

みぞおちを伸ばせば、はつらつ元気！

歪み

5 肩こりは、人の責任まで背負っているからです。

肩こりがひどくなると、吐き気や頭痛まで起きたりして、ツライですよね。

また、美容的にも良くありません。肩こりは、筋肉がただ硬くなっているというわけでなく、老廃物が溜まって筋肉が盛り上がってしまうのです。首が本来よりも短く見えますし、背中も盛り上がるので、実際よりも太って見えます。

そして、老廃物は毒素であり、体にとって邪気となります。邪気は運を落としますので、安易に考えず、溜まった毒素を追い出しましょうね。

ところで、肩こりになりやすい人と、あまり肩が凝ったことがないという方がいますが、この違いは何なのでしょうか？　生まれ持った筋肉の質にもよるところもありますが、これには思考のクセがかなり影響しているのです。潜在意識に深く入り込んだ思考は現実化します。あなたの現在の状況は、あなたの思いが創り出しているのです。

では、肩が盛り上がるようなパンパンの肩こりは、どのような思考が創り出しているのでしょうか？

「まだまだ、私は大丈夫」「これぐらいだったら平気」との思いが出てきたら、それは体が疲労しているということを表します。「平気」と言い聞かせなくてはならないほどツライということです。体に「気のせいだよ」と、暗示をかけているのです。

私たちの体はとても健気で、持ち主の気持ちに可能なかぎり応えようと頑張ってくれます。ツライ状況や大変さの中で、肩の筋肉を盛り上げて、多くのものがのっかっても大丈夫なようにしていくのです。

このようなタイプの人の、もう一つの思考の特徴が、自分だけでなく人のことまで背負おうとするところ。困っている人、弱っている人がいると、自然と気にかけてしまう。そして、自分に何かできることがあるのであれば、手を貸そうとします。愛情深く、世話好きな人が多いのです。スゴイ方は、その人の人生さえ自分の肩で背負おうとします。

困っている人に手を差し伸べる行為は素晴らしいことですが、本人が背負うべき責任まであなたが背負う必要はありませんし、やってはいけないことです。

その人が背負うべき責任は、その方のものです。自分の人生を、自分らしく生きていく責任。そのチャンスを奪うことになるのです。

本当に困っている人に手を貸す行為と、相手を背負う行為、きちんと分けましょうね。でないと、ドンドンあなたの肩に老廃物という邪気が溜まり、運もドンドン下がってしまいますよ。

運気アップのため、余分なものを肩から降ろして、肩こりをなおしましょうね。

✴肩こり解消法

●肩甲骨ストレッチ

①頭の上で手の甲と甲を合わせます。

②握りこぶしをつくりながら、肩と二の腕を下げていきます。肩甲骨を下に動かし、5秒キープ。10〜20回繰り返します。タオルを使って行ってもいいですよ。

◆肩甲骨ストレッチ

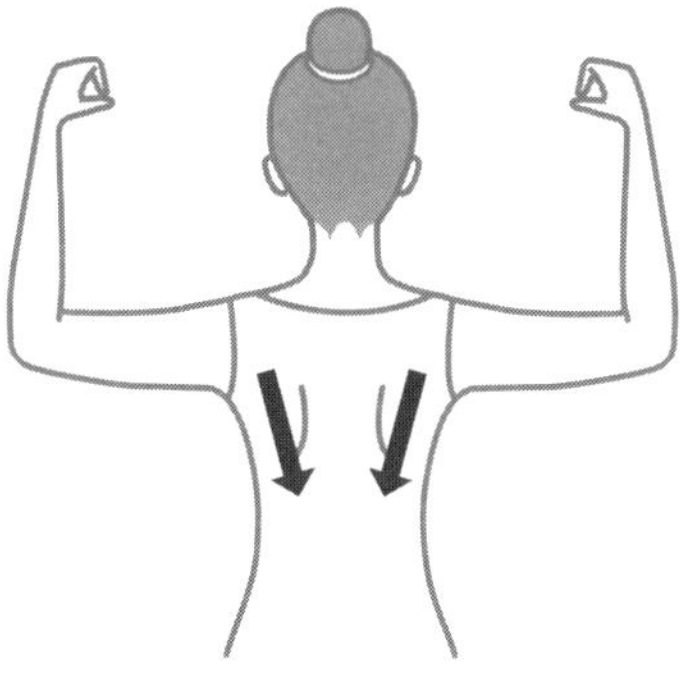

「猫背は貧乏神の腰かけです」（22ページ）にも、肩こり解消のストレッチを紹介していますので、参考にしてください。

●思考を変える

先に書いたように、思考のクセも重要です。「まだまだ、私は大丈夫」という思いが頭に浮かんだなら、それは、「もう疲れました」という体からのＳＯＳ。頑張りすぎず、充分な休養をとりましょう。

また、「人が負うべき責任」と「自分の責任」をきちんと分けましょうね。「私なら、このぐらい背負えるわ」なんて、決して思ってはいけませんよ。

Point!

肩こりを解消し、運気アップ！

歪み

6

泣くことを自分に許さない人は、首が詰まります。

以前、私は自律神経失調症をわずらっていたことがあります。なかなかやっかいな病気で、いろんな症状に悩まされました。首や肩が凝る、胃が痛くなる、だるくて起き上がれない、じんましん、喉の異物感、三叉神経痛、精神的には、不安感やネガティブ思考が強くなり、まだ起きてもないことを想像して、落ち込んだり泣いたりと大変でした。

自律神経は、交感神経と副交感神経という、正反対の働きをする2つから成っています。この2つの神経がバランス良く働くことで、健康的に暮らせます。交感神経は、活発に動くときに働く神経で、元気に動けるように、心臓の機能を上げ、気管支を広げます。副交感神経は、逆に、体がゆったりとリラックスしている時に働く神経です。内臓が栄養を充分に吸収できるように、胃酸の分泌を促し、腸の動きを活発にします。自律神経失調症になると、これらのような、人が生きていくために不可欠な機能に乱れが出て、様々な不調が起きてくるのです。

私がこの病気になった時は、今のように心療内科が多くなかったので、体の不調、たとえば胃が痛い時は内科で相談し、「レントゲンでは異常がないのですが、とりあえず胃潰瘍の薬を処方しましょう」という感じでした。原因がわからなかったのです。

少しでも楽になればと、整体によく行ってました。ある時、いつものように、首を揉みほぐしてもらっていると、急に涙が溢れてきました。堰を切ったように止まることなく溢れ続け、途中からはワンワン声まで出して泣いてしまったのです。

整体師さんは、何も言わず、タオルを貸してくれ、マッサージを続けてくれました。

その時、フッと胸に浮かんだのが「ああ〜、私、泣きたかったんだ」ということ。筋肉には、解消されなかった感情がコリや敏感さとして記憶されてしまうのです。自分ではとっくに忘れていた悲しみや怒りも、体がほぐされていくと、表に出てくるのです。知識では知っていましたが、自分で体験して初めて、「ホントだ〜」と、泣きながらワクワクしたのを覚えています。

私のサロンにいらっしゃった方で、同じように感情の解放が起きた方がいました。その方は「泣く」ではなく、「怒り」の感情が言葉となって出てきました。

足の内腿の筋肉をほぐしている時、「男なんて大っきらい！」と叫んだのです。これには、ご本人も「そんなこと、今まで思ったことなかった。でも、なんだかスッキリした」と、ビックリしていました。

内腿は、ホルモン系、生殖器系に対応した筋肉で、女性の場合、女性性に強く関与しています。内腿がほぐれたことで、彼女が忘れていた感情、無視してきた気持ちが吹き出したのでしょう。


首は悲しみが溜まりやすい部位です。とっても悲しいのに、人前だから泣かないように涙をのみ込んだりすると、グッと喉や肩に力が入りますよね。その抑え込んだ力で首が圧迫され、積み重ねってコリとなっていくのです。涙だけでなく、思いや感情をのみ込んだ時も、同じようにコリますし、首のトラブルを抱えやすくなります。

また、美容面や運気的にもマイナスです。顔の老廃物は、リンパや血流によって排出されます。耳の下のリンパ節に集まり、首を通って鎖骨から心臓に流れて

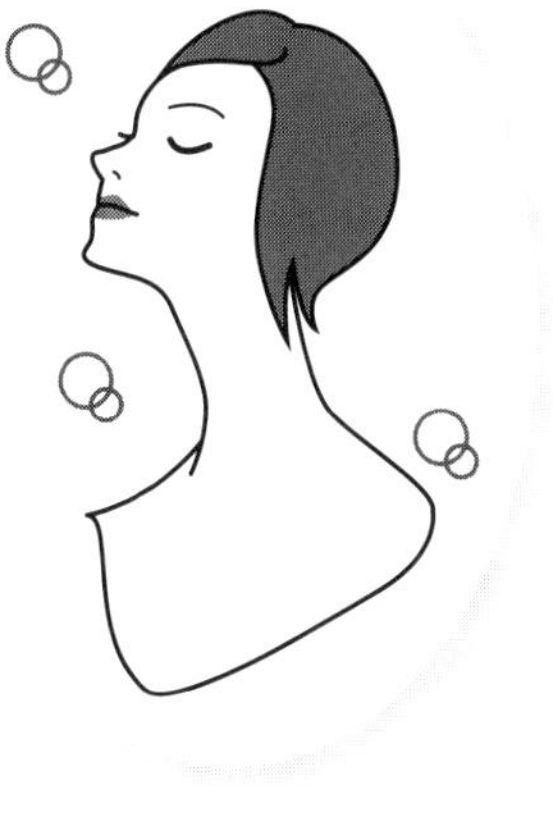

いき、浄化されるのですが、首・肩が凝ってパンパンだと、通り道がふさがれるので、顔に留まり続けます。その老廃物の重さで、肌がたるみ、ほうれい線ができるのです。また、老廃物は顔をくすませ、運気が悪い凶相の顔にしてしまうのです。

ですので、「泣く」ことや「怒る」ことを我慢するのはやめましょう。「自分さえ我慢すれば丸くおさまる」なんて考えて、言葉をのみ込むのもやめましょうね。そんなことをしても、運気が落ちて、ブルドックのようにタルミができ、肩や首が凝るだけ。良いことなんて、な～んにもないのですから。泣きましょう！　思いを表現しましょう！

肩こり解消のストレッチは、

「猫背は貧乏神の腰かけです」（22ページ）

「肩こりは、人の責任まで背負っているからです」（29ページ）

にも紹介しています。首こりにも効果的ですので、参考にしてください。

Point!

首をほぐして、感情を解放。運気もアップします！

歪み

7 肩甲骨の間（ハートチャクラの裏側）が硬い人は頑固です。

「第4チャクラ」（ハートチャクラ）は、第1～3チャクラまでの肉体と、第5～7チャクラまでの精神のちょうど中間。中心点となります。場所は、前は胸・心臓のあたり、後ろは肩甲骨の間です。

前側は、愛を受け取ったり与えたりするエネルギーが強い場所です。ここが開き、活性化していると、自己を信頼し、心で感じたままに進んでいく強さを持ちます。

後ろ側の、肩甲骨の間は、悲しみや失望感、怒りなどの感情に対応しており、ここが活性化している

◆第4チャクラ

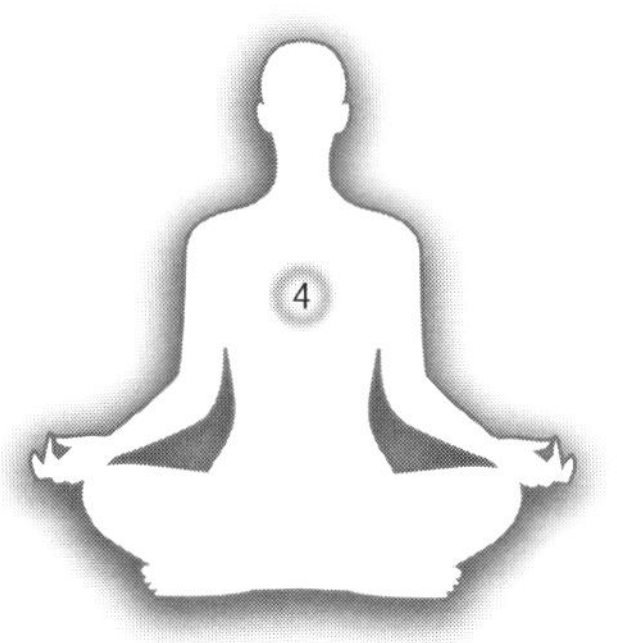

と、そうした感情を内に抱え込むこともなく浄化することができます。この肩甲骨の間が弱っていると、人間関係での悩みが多くなるでしょう。頑固で自己中心的、自分勝手になったり、心を開いて人と付き合うことができなくなります。思いを表現することが苦手で、「違う」「嫌だな」と感じても周囲に合わせてしまったりします。悲しみや怒りなどの感情を抱えたまま、これ以上傷つけられないように外の世界との間に壁をつくってしまうのです。

背中がそのように弱く、不活発になると、前にも影響が及びます。自分を信頼することができず、自己評価が低くなり、「できない」「難しい」「私には無理だ」と、自分に限界をつくってアイデアや夢を胸の奥深くに押し込めてしまいます。

また、ここは無条件の愛の場所なのですが、乱れると自己中心的な愛、「これをしてくれたら愛してあげる」という条件付きの愛しか持てず、愛を注がれても拒絶するようになってしまいます。

溢れるほどの愛のエネルギーの受け取り、心から望む人生を歩んでいくために、第4チャクラ活性化させましょう！

✴第4チャクラ活性法

第4チャクラが弱っている人は、呼吸が浅くなっています。深い呼吸をするために、胸まわりを整えましょう。

●胸椎5番のストレッチ

①仰向けに寝て、足を肩幅に開きます。
②両手を体の横につけ、肘を曲げます。
③胸を張り、アゴを上に向けます。この時、息を吸って息を止めます。
④苦しくなったら、息を吐き、力を抜きます。

そのほか、
「猫背は貧乏神の腰かけです」（22ページ）
「肩こりは、人の責任まで背負っているからです」（29ページ）

◆胸椎５番のストレッチ

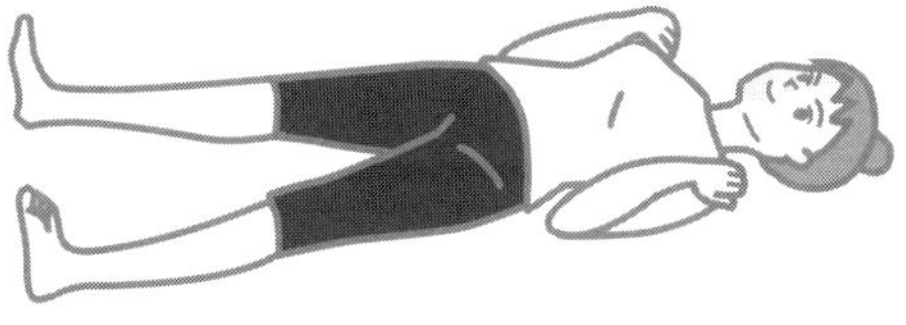

「泣くことを自分に許さない人は、首が詰まります」（33ページ）で紹介しているストレッチも効果的なので、参考にしてください。

●アロマで癒す

アロマの香りとエネルギーは、チャクラを癒し、活性化させる力があります。第4チャクラに対応するアロマは、ローズ、ベルガモット、メリッサ、ジャスミンなどです。

これらのアロマをマッサージオイルにして、胸を中心に塗ってもいいですし、お風呂に入れてアロマバスを楽しむのもいいですね。香りが胸に広がると共に、チャクラが元気よく動きだすイメージをするといいですよ。

Point!

肩甲骨をゆるめ、胸を開いて、望む人生ゲット！

痛み・不調

8 腰が不調になると、金運も不調になります。

体と心はリンクしています。体は、私たちが意識的または無意識的に心の中で考えていることを映し出す鏡です。長年同じ思考を持ち続けていると、体の動き方や姿勢、顔の表情、そして細胞の一つ一つにそれが行き渡り、体調にも影響します。

腰は体の中心・土台です。ここがしっかりしていると、気力と自信に満ち、自分の人生に積極的に向き合っていくことができます。

腰に痛みや不安定感、歪みなどがあると、未来に不安を感じていたり、無意識下でお金の悩みや自己不信を抱えていることが多いようです。「今は困っていないけれど、この先、失うことになったらどうしよう」と心配しているのです。

不安や恐れは体を緊張させ、筋肉を縮め、血管を収縮させます。硬くなった体は、トラブルや不調を引き起こし、腰痛や肩こり、背筋痛などに悩まされることになるのです。

まだ来ぬ未来を想像して不安がるのではなく、今この時に意識を向けて生きることができれば、体はリラックスして自然体になります。深く呼吸をし、大地に足がついている状態です。充分な酸素が体を巡り、筋肉がしなやかになるので、腰痛などに悩まされなくなります。

体と心はリンクしていますので、腰がしっかりして、スクッと大地に立つことができると、「イケる気がする！」と、将来への不安もふっとびます。思考も自信に溢れ、体中にエネルギーが満ちるのです。お金はエネルギーが物質へと変化したものなので、エネルギーに満ちた体と思考は、お金を引き寄せます。自己への自信と金運アップのため、腰を整えましょう。

✴腰を鍛える方法

●腰の筋肉のストレッチ

①仰向けになります。

②両太ももを、両手で抱えます。その状態で、20～30秒キープします。

●大腰筋のストレッチ

＊腰椎と大腿骨をつなぐインナーマッスルである大腰筋を伸ばします。

①膝立ちをします。
②片ヒザを立てて、大きく前に出します。
③床に膝をついている側の股関節を伸ばすイメージで、立てた足に体重をかけるように、前に重心を移動させます。この時、上半身は倒さずに、床に対して垂直に立てた状態を維持しましょう。
これを20～30秒キープします。

◆大腰筋のストレッチ

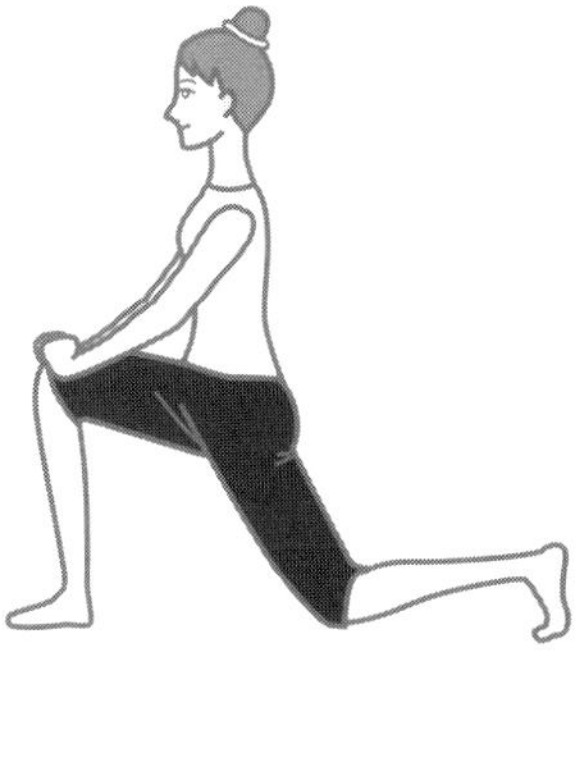

●ハムストリングスのストレッチ

＊太ももの裏側、ハムストリングスを伸ばします。
①足を開脚します。
②息を吐きながら、上半身を前に倒します。これを、10～20秒キープします。

●タオルでハムストリングスのストレッチ

＊体が硬くて、開脚が難しい場合は、タオルを使って次のようにします。

①両膝を立て、仰向けに寝ます。

②片足を上にあげ、手を添えます。膝が曲がらないように。体が硬くて手を添えにくい場合は、タオルを脚にかけて。これを20〜30秒キープします。

●背筋を鍛えるエクササイズ

①うつ伏せになります。

②両腕を伸ばします。

③息を吐きながら、両腕と両足を持ちあげ、背中を反らします。これを20〜30秒キープします。

Point!

腰を鍛えて、金運アップ!

◆タオルを使ったハムストリングスのストレッチ

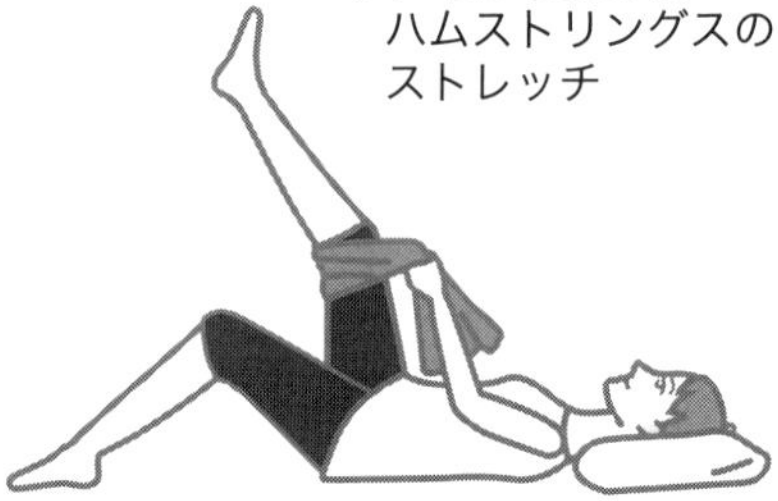

◆背面を鍛えるエクササイズ

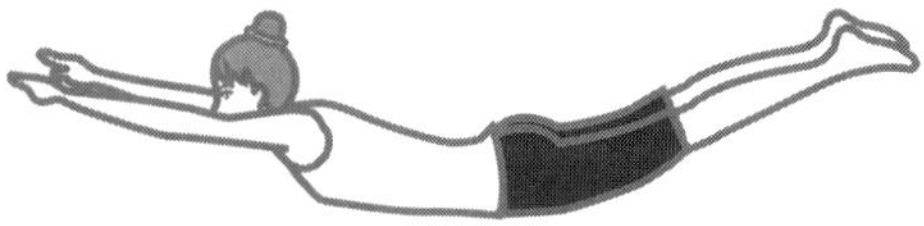

痛み・不調

9 股関節のトラブルは、自己不信から。

股関節は、脚と腰をつなぎ、私たちを前へと歩ませてくれる大切な部位です。ここに痛みや違和感があったり、十分に開脚できないなどのトラブルがある時は、前に進むことを恐れていたり、自分の目標や夢などに向かって、歩めていないことを示します。

「やっても無駄だし」「私にはそれを成し遂げる力なんて持ってないわ。上手くいくはずない」などという心の声にさえぎられ、歩みを止めてしまうのです。

しかし、なぜそのような心の声で、股関節にトラブルが出るのでしょう? 私たちの体は、なんともよくできています。内なる心の声を敏感に感じ取り、その思いに応えようとしてくれるのです。

頭では、「必ずこの夢を叶えたい!」「今がチャンスだ! 動いてつかまなくては」などと思っていても、心の奥底から湧いてくる「そうはいっても、きっと良い結果にはならないわ」「私には、そんな価値も力もない」というネガティブな感情のほうに耳を傾け、それを実現しようとします。そして、「あなたのその願いをちゃんと叶えましたよ」という印を、わかりやすい形で残すのです。「前に進みたくない」との思いに、前に歩んで行くために重要な股関節にトラブルを起こし、歩行困難にするのです。

意識には2つの領域があります。頭で思っていることを「顕在意識」、心の奥底、無意識化で思っていることを「潜在意識」といいます。この2つは海に浮かんだ氷山にたとえられ、意識全体を100％とするなら、顕在意識は3〜10％、潜在意識は90〜97％だといわれています。

顕在意識は、考えたり決断や判断、思いを言葉にしたり、夢や願望を持ったりといった働きを担っています。しかし意識の中で3〜10％しかないので、イッパイになりやすく、すぐ自分に限界をつくってしまいます。

潜在意識は、過去の体験による思考や欲望、日々の生活の中で感じたことが貯蔵されてい

◆潜在意識と顕在意識

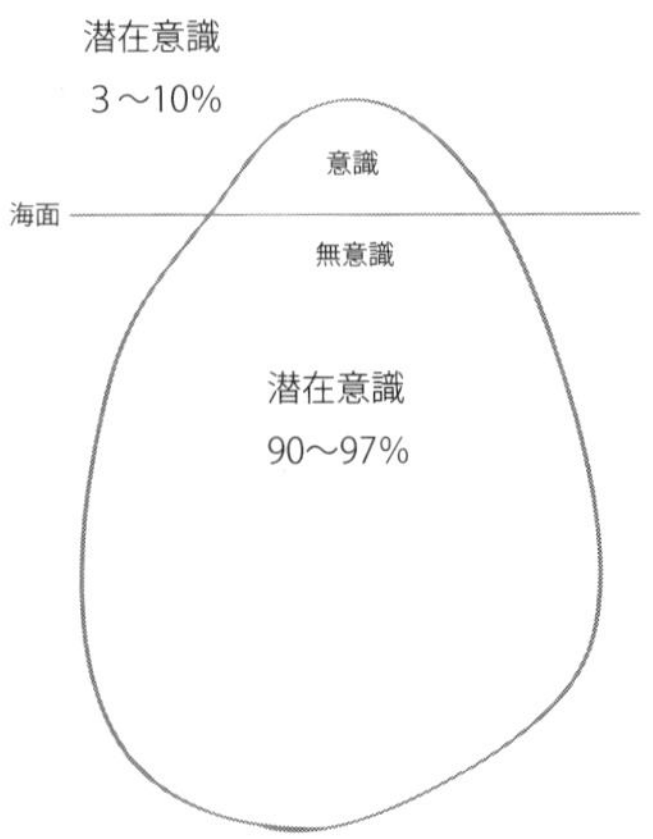

ます。無意識に溜め込んでいったものなので、その存在に、私たちは気がついていません。しかし、意識の領域の大半を占めているので、その影響力は強大です。

体は、より強い思いに応えます。そのため、潜在意識の願望を叶えようとして、脚のつけ根が痛くて、思うように動けないということが起きるのです。

「夢や目標を叶える邪魔をされるのは困る！」と思う方、自分の望む人生を手に入れるために股関節の痛みを癒していきましょう。

✴股関節の癒し方

潜在意識からの命令で痛くなった股関節の場合、潜在意識の書き換えと、実際の肉体を整えること、両方を一緒にすると、相互作用で効果が早く出ます。

●骨盤を締めて股関節の痛みを取る方法

①うつ伏せになります。片方の足をカエル

◆股関節の痛みを取る方法

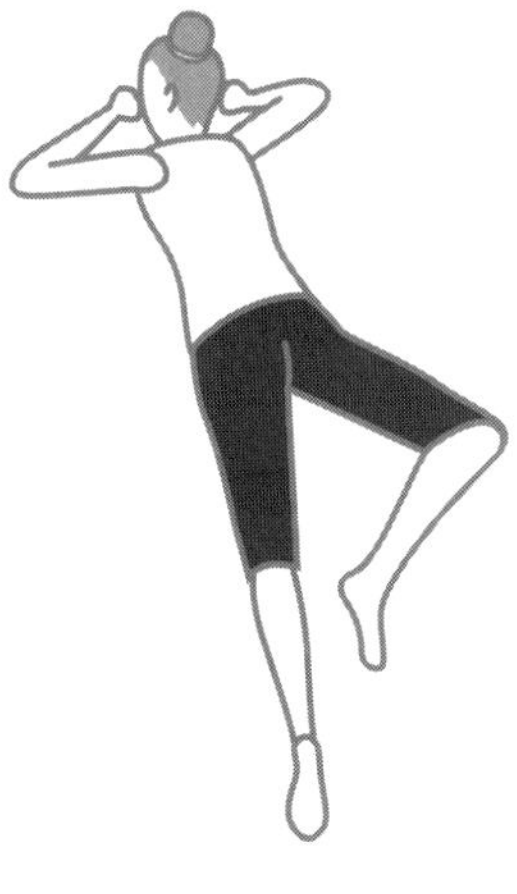

のように、脇腹に寄せるように引き上げげます。
②引き寄せたら、鼻から息を吸い、お腹を膨らませます。
③鼻から息を吐きながら、お腹をへこませます。
④息を吐いている時、腰を床に沈めていき、強く押します。片方で5回。両方行います。
＊ヒップアップにも効果的なので、痛みがない時にもするといいですよ。

●潜在意識の書き換え

潜在意識にプラスのイメージをしみ込ませるための、理想の条件があります。それは、体がゆるんでいる、リラックスしている状態であることです。ガチガチに硬くなった体では、いくら心地良い言葉を聞かせても跳ね返されてしまいます。肩や背中の力を抜き、細胞の一つ一つにしみ込ませるように、言葉やイメージを入れていくのです。スポンジが水を吸うのと似ています。

体をリラックスさせるのに、瞑想という方法は効果的ですが、それを習慣化するのは大変です。ですので、日々の生活の中で訪れるリラックスタイムを利用しましょう。

・朝、眠りから覚めた時のまどろみの状態
・夜、眠りに入ろうとする直前
・お風呂に入っている時

＊この時に自分の望む姿をイメージしたり、言葉にします。言葉にする時は、現在進行形、もしくは、もう叶ったかのように表現しましょう。

（例）私は、時と共に変化していくことを喜んで楽しみながら行います。私は、守られていることを知っています。

もし、自分にピッタリの言葉が見つからなければ、何か楽しいことをイメージしましょう。特にこれは寝る前に行うといいですよ。寝る前に考えたことが、寝ている間に潜在意識にしみ込んでいきます。潜在意識に楽しいことが記憶され、楽しい人生を「あなたに、もたらさねば」と考え、実現に向けて動き出しますよ。

Point!

股関節の痛みを癒し、望む人生に向けて一歩踏み出す！

COLUMN

チャクラ

チャクラとは、体の中にある7つのエネルギーポイント。

チャクラバランスが整っていれば、それぞれに対応する体のパーツが上手く機能し、運気もアップします。

逆に、バランスが崩れて流れが滞っていると、力を発揮できず、チャンスをつかみ損ねてしまいます。

◆第7チャクラ(頭頂)
高次の知恵、使命や天命、宿命に関係。より高い目的のために自分を導く。

◆第6チャクラ(眉間よりやや上)
直観力、想像力、洞察力に関係。サイキック能力やチャネリングに関係が深い。

◆第5チャクラ(喉)
コミュニケーション能力、決断力に関係。自分の思いを素直に表現できる。

◆第4チャクラ(胸)
愛、慈愛、受容性、自己への信頼に関係。愛を与えたり受け取ったりする。

◆第3チャクラ(みぞおちとヘソの間)
自尊心、自信、サイキック能力に関係。決定力と実行力をもたらす。

◆第2チャクラ(丹田)
物質的・肉体的欲求、性的エネルギーやクリエイティブな感性に関係する。

◆第1チャクラ(会陰)
生命エネルギー、生きる意欲、行動力に関係。アイデアや力を現実のものにする。

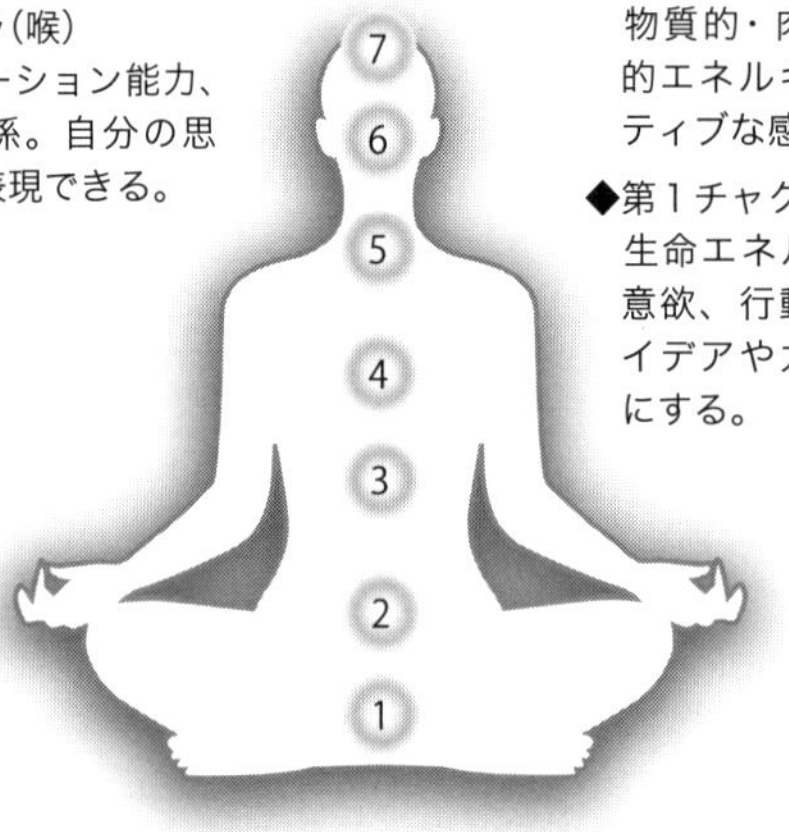

第2章

顔相：
ツキを呼び込む
「幸せ顔」のつくり方

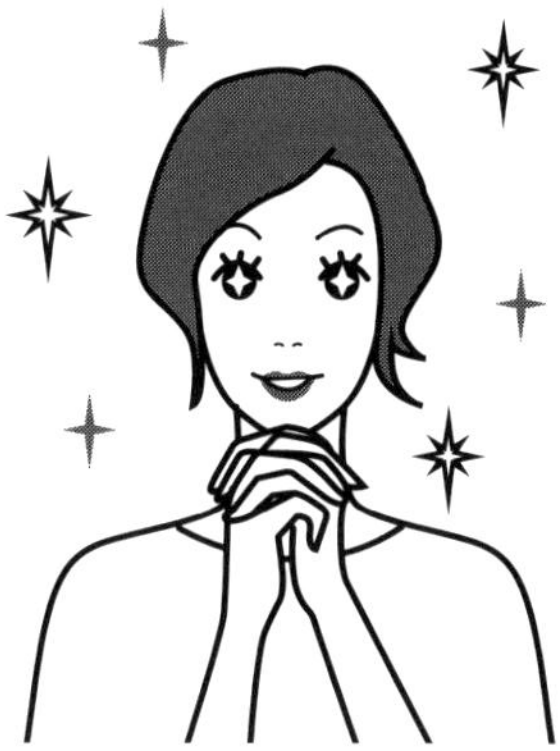

✴ 顔はあなたを映し出す鏡です。

顔には、体や心の状態が映し出されます。なので、特に顔相の勉強をしたことがないという人でも「あの人優しそう」「仕事ができそう」「疲れてそうだな」「いじわるそう」など、初対面のであっても無意識に感じ取ることができます。

慎重で意志が強い一重の目、決断力があって積極的な二重の目、自己表現が上手な高い頬骨など、顔は遺伝的な影響を強く受けるので、生まれ持った顔相があります。しかし、どんなに素晴らしい運気を示す顔相で生まれてきても、何を選択し、どのような人生を歩んでいくかで相は変わってきます。また、赤ちゃんのときは、だれもがシミや歪みのない愛らしい顔をしていますが、成長していく中で、何を食べ、どのような生活環境で育ったか、何を学び自我を形成していったか、また健康状態などで、顔は変化していきます。

そして、運の影響も受けますし、運に影響を与えもします。運気の波にのり、人生が明るく開けてくると、顔相もイキイキと色ツヤ良くなります。逆に、顔色悪く、目にハリがなく、ゲッソリと疲れた表情では、福の神は寄りついてくれません。

✴三才のバランスが大切

三才とは、天・地・人の3つの働きを表し、宇宙に存在する万物のことです。3つの要素が影響し合って、世界を形づくっているという考え方です。「天」の時（運気）が巡ってきて、「地」の利（有利な場所）に恵まれ、「人」の和（人々の心のまとまり）があると、物事を成し得るといわれています。

中国の孟子は「公孫丑章句上」の中で「天時不如地利。地利不如人和」（天の時は地の利に如かず 地の利は人の和に如かず）と書いています。「天のもたらす吉運は、場所の有利さには及ばず、場所の有利さは人の心がまとまり安定していることには及ばない」という意味です。

◆三才

天・地・人の3つの要素が影響し合って、物事は成される

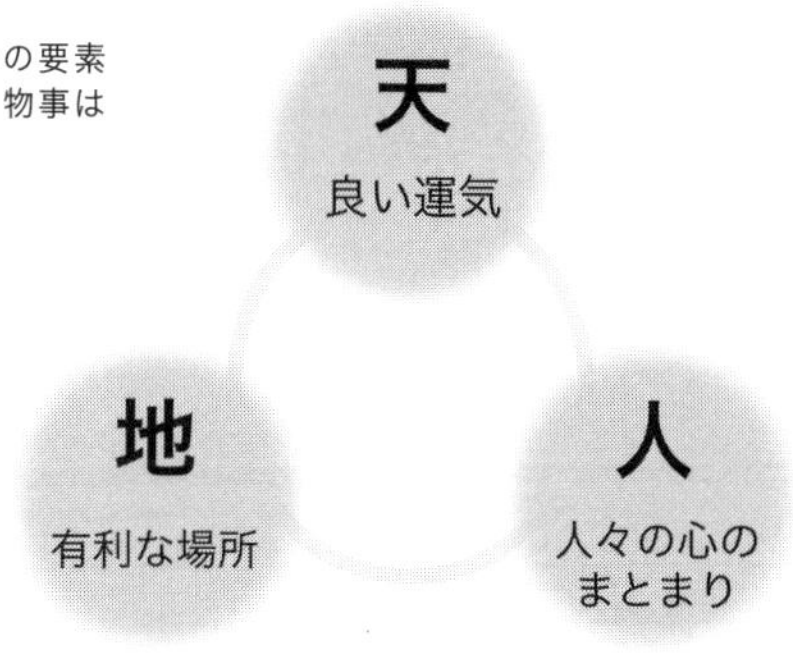

一番重要なのは、「人の和」だという意味です。

これは、すべての相（顔相、体相、手相）にあてはめることができます。顔相でいうと、「天」（運気）、「地」（顔形）、「人」（心のあり方）、この3つのバランスが整っていると、幸運な人生を送れます。しかし、どんなに美しい顔形をしていても、心が乱れ邪心を抱いていると、その有りようは表情に表れます。すさんで暗い表情のところには、幸運の神様は訪れてくれません。

心や思考を変えるのは大変ですが、内面が外面に表れるように、外を変えることで内を変えることが可能です。表情筋の使い方を変え、歪みを整え、顔に溜まった老廃物を流し、明るくイキイキとした顔つきにすることで、心や考え方は変えられるのです。

この章では、顔相（＝顔の三才）の整え方を紹介します。福の神をお招きするための参考にしてください。

◆顔相にあてはめると…

天・地・人の３つのバランスが整っていると、幸運な人生に！

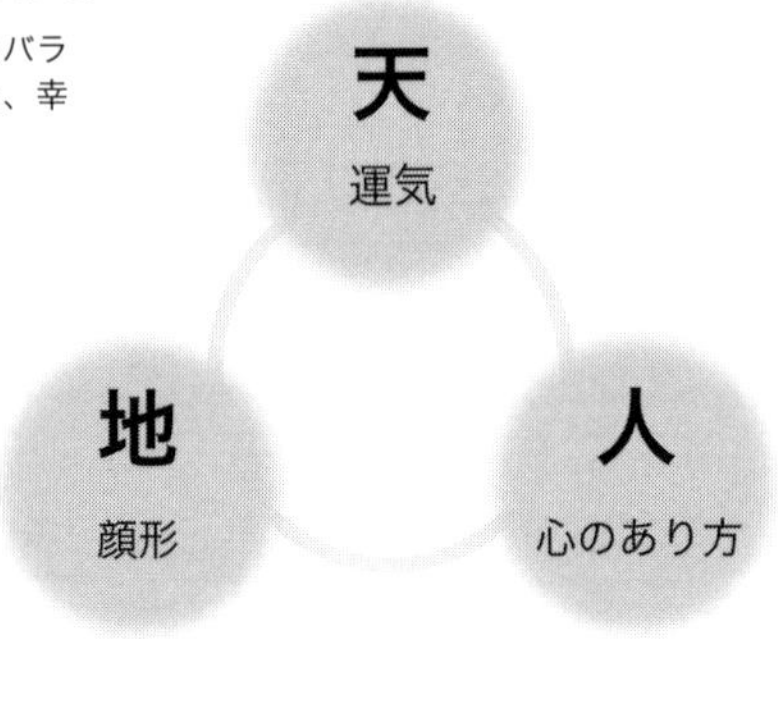

歪み

1 眉毛の高さが左右違うと、人生波乱万丈に…

眉は、その人の感情や性質、家族運、幸運・不運が表れる場所です。眉がバランス良く整っていると、家族関係が良好です。福運もあり、時代の波にのって、富と名声を手に入れることができるでしょう。

反対に、左右の高さが違い、バランスが乱れていると、家族の中にいても孤独感を感じたり、困った時に家族を頼りにしたりすることができません。運気も不安定で、苦労の多い人生となります。

左の眉は行動力を示し、右の眉は思慮深さ、知恵を示します。左右がガタガタで調和していないと、思考と行動のバランスが崩れ、甘い判断で行動して失敗したり、チャンスがきても慎重になり過ぎて、せっかくのチャンスを逃したりということが起きがちです。しかし、人と違う感性や

◆眉

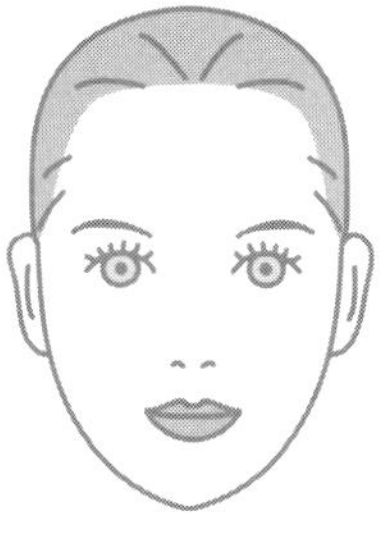

視点を持っているので、独自の世界をつくり上げることもあり、それが注目を浴びることもあるようです。ただ、気まぐれで集中力に欠ける点がネックとなって、成功するのが難しくなるようです。

化粧をしながら「なんだか眉の高さが違う気がするな～」なんて、のんきに構えていてはいけませんよ。すぐに高さを揃え、愛情と安定と福運を手に入れましょう。眉毛の位置が上下違って見える場合、単に眉の整え方を失敗していることもありますが、ほとんどの場合は頭蓋骨の歪みが原因です。

自分の眉の高さの違いが、歪みによるものか、そうでないかを調べるのは簡単です。

✴眉毛の高さを揃えよう

●眉がズレている原因の調べ方

眉頭の下のくぼみ、骨のキワに、指を当ててみてください。指の高さが違っていたら、頭蓋骨が歪んでいるということです。すぐに整えましょう！

●眉の位置の整え方1

①先ほどの位置をチェックした場所の、低い方に親指をひっかけ、上に押し上げます。それと同時に、反対側の額、少し角ばっているところに手を当て、下に押します。その状態で、5秒ほどキープしてください。

②再度、高さをチャックしてください。位置が揃っていたらOK。まだ違ってたら、もう一度①を行ってください。2回もすれば、ほぼ揃うはずです。

目のくぼみを押した時に痛い場合は、肝臓がお疲れです。内臓が弱ると筋力が弱り、歪みを誘発します。十分な休養を取って、肝臓をいたわってあげてください。

◆眉の位置の整え方1

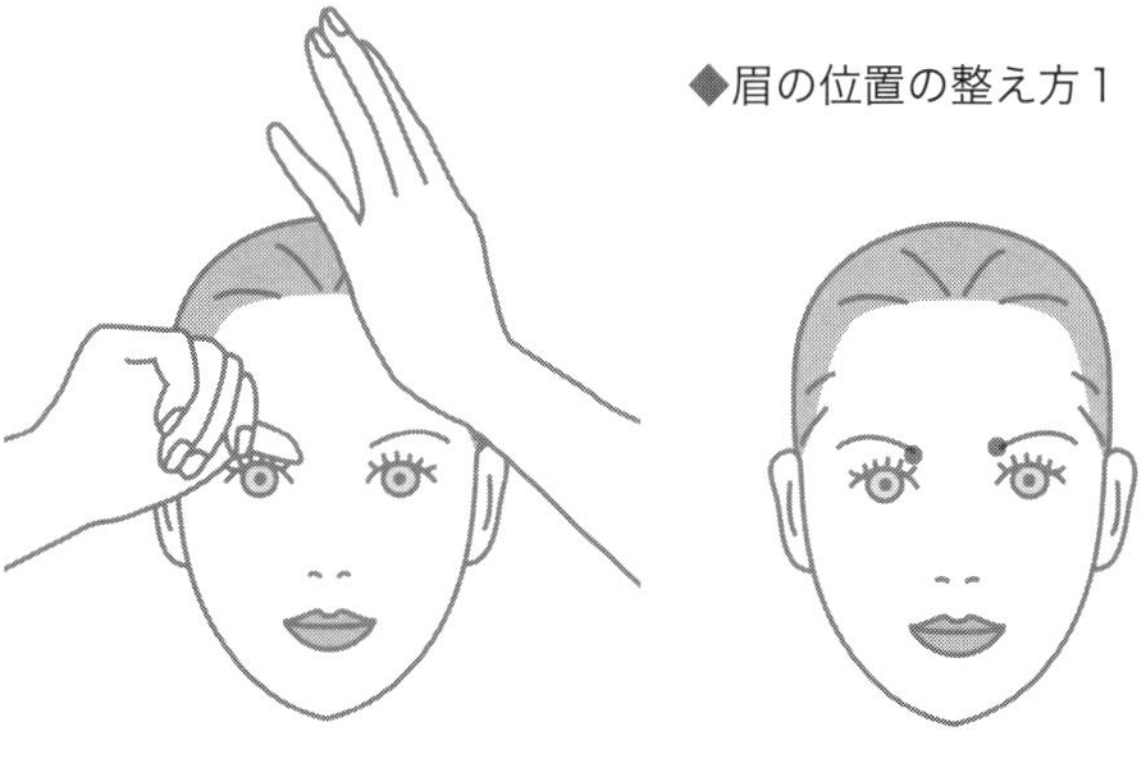

そして、もう一つ、簡単な矯正法があります。視線を動かすだけで、整えることができるのです。

●眉の位置の整え方2

①視線を高くなっている側の斜め上45度あたりにもっていきます。
②次に低い側の斜め下45度に視線を移します。
③①・②をワンセットとして3回行います。

鏡で眉の位置をチェックしてみてください。視線を上手に動かすことができていたら、揃っているはずです。まだ違っているようでしたら、もう一度行ってください。

Point!

眉毛の位置とバランスを揃えて、名声と安定を手に入れる!

歪み

2 鼻筋が曲がっていると、心が不安定に…

足の反射区と同じように、顔にも反射区があるのをご存知ですか？　鼻は、背骨の反射区にあたります。

鶏が先か、卵が先かわかりませんが、鼻筋が曲がっている人は、背骨も曲がっています。背骨が曲がっていると、内臓が圧迫され、エネルギー不足の虚の状態になります。右に曲がっていると肝臓が、左に曲がっていると心臓が影響を受けていると考えられます。

肝臓は解毒機能をもつ臓器で、体にとって不要なものや害になるものを排出してくれています。肝臓は陰陽五行の「肝」のエネルギーに関連しており（章末コラム「陰陽五行」参照）、その働きが悪くなると、体に毒素がまわって疲れやすく、ここぞという時の踏ん張りが効かなくなります。また、「肝」は「怒」の感情を司ることから、そのコントロールが狂ってきて、イライラやストレスを感じやすくなります。

心臓は、酸素や栄養を血液にのせて体のすみずみに送り届ける役割を担っています。陰陽五行の「心《しん》」のエネルギーに関連し、意識や思考、闘争心や睡眠などを司っています。ここの機能が落ちると、不安を感じやすく、不眠に悩まされることもあるでしょう。自己実現へのエネルギーも弱まり、なげやりで無気力になってしまいます。

つまり、曲がった鼻スジの方は、背骨と臓器の状態がそのような状態であるということです。気持ちが乱れがちだと、人生も安定性に欠け、波が出てきます。そして財運にも良くない影響が出てくるのです。

✴なぜ、財運にまで影響が？

鼻は「財帛宮《ざいはくきゅう》」といって、形や色ツヤなどで金運のよし悪しをみる場所です。ほどよい肉づきで、色ツヤ良く美しく光っているのが理想です。赤みや、くすみがあると金運は低下、トラブルを引き寄せて、無駄なお金を使う相となります。吹出物や毛穴の開きも、金運の不調を表します。

鼻は、反射区でみると「脾・胃」にあたります。「脾・胃」は、陰陽五行では、「土」のエネルギーです。

◆財帛宮

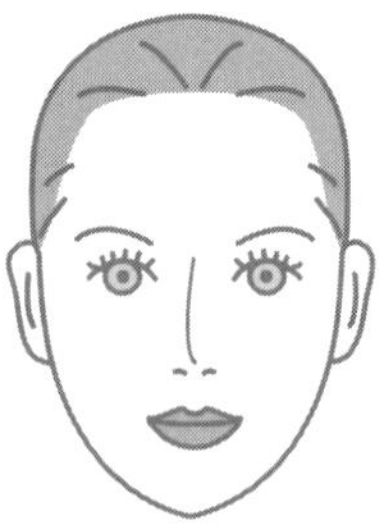

鼻筋が曲がると、背骨に影響が出て、「肝」と「心」の機能が低下すると書きました。肝の「木」は、心の「火」を生じ、その「火」が、脾の「土」を生じるのですが、「肝」と「心」が虚でエネルギーが低いため、「脾」に充分にエネルギーがいきわたりません。そのため、「脾」の反射区にあたる鼻がくすみ、輝きが失われ、財運が低下してしまうのです。

心の平安はもちろんですが、運勢や財運を安定させるためにも、鼻筋の曲がりを整えましょう！

✴曲がった鼻筋を整えよう

ダイレクトに鼻筋をマッサージしてもよいのですが、鼻は軟骨でできているので、あまり知識のない方がグイグイ行うのは危険。鼻への直接のアプローチはプロにお願いしたほうがよいと思います。

ご自分で鼻筋をまっすぐに整えたい場合は、鼻の反射区である背骨にアプローチしましょう。背骨がねじれ歪んでいると、左右の肩の高さや胸のトップの位置が違っています。鏡の前に立ってチェックしてみてください。違っていませんか？　これを揃えていくことが必要です。

●肩の高さを揃えるエクササイズ

①椅子に座り、左右に体をねじります。その時、動きづらいのは右、左のどちらかチェックします。

②動きづらかった方に体をねじります。そちらの肩に反対側の手を当てて、押し合います。押し合いながら3秒キープ。そして、力を抜き、一呼吸おいて、また押し合います。それを3回。

③次に反対側の肩も同じようにします。

④最後に、②をもう一度行って、フィニッシュです。

鏡でチェックしてみてください。1回で整う場合もありますが、筋肉がガッチリ硬くなっている場合は、すぐには揃わないかもしれません。そのような場合は、毎日1回でいいので、行ってください。

Point!

背骨の歪みが整えば、安定した金運と穏やかな心が手に入る!

歪み

3 唇が歪んでいると、人に心を閉ざしがち…

口は愛情や意志、生活力の強さ弱さ、夫婦運や金運の善し悪しを示します。また、本能的な欲である食欲や性欲の強弱も表れます。

愛情に恵まれ金運も良好な唇は、上下の肉づきがほぼ等しく、ほどよい厚さです。輪郭がはっきりしていて締まりがあり、口角が上を向いています。そして、上唇と下唇が合わさっています。

上唇は他者への愛情、下唇は人から受ける愛情を表します。上下が合っている口の持ち主は、愛情の流れがスムーズで、人を受け入れたり愛情を与えたりということが自然にできる方です。

口は食物を摂取するところですが、陰陽五行では「脾」に対応している器官です。口が良相だと食物から上質な

◆唇

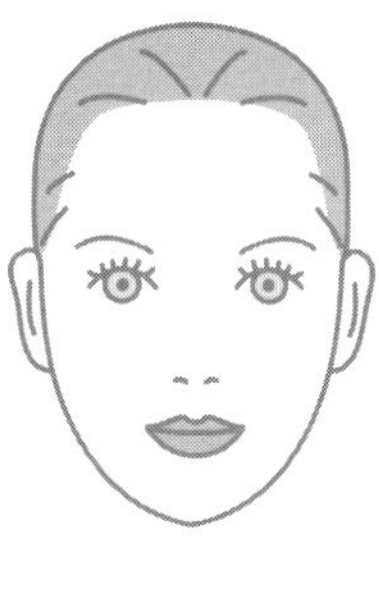

「気」を得ることができるので、健康でバイタリティがあります。「脾」は「思」の感情と関係がありますので、上下が合わさり締まっていると、感情が安定して落ち着きがあります。

それと反対に、唇が歪んでいると、愛情を示すことも受け取ることも苦手で、警戒心が強くなります。心を許して何でも相談できる人、リラックスできる相手は、ごく少数でしょう。

そして、消化器系の働きがあまり良くないので、食物から上質で充分なエネルギーを吸収できず、体力・気力が不足がちで疲れやすくなります。感情も乱れやすく、落ち着きがありません。心配性で、クヨクヨと悩みやすくなるでしょう。

そういえば、口が歪んでいる政治家の方たちって多いですね。確かに、腹を割って話せる人は少なそうですし、思い悩むことも多そうです。

国を背負う重責は政治家の方たちにお願いし、私たちは良好な人間関係と、たっぷりの愛情で、イキイキと生きていきたいもの。そのためにも歪んでしまった口を、元に戻しましょう！

✴歪んでしまった口の整え方

●自然な甘みで胃腸を整える

口は消化器の状態を映し出す鏡です。口元が曲がっているということは、胃腸も乱れているということです。

悩みやストレスを感じると甘いものが食べたくなるという方も多いのではないでしょうか。口は五行の「脾」「甘味」に対応しているので、確かに多少は甘いものをとることも効果的なのですが、過剰な摂取は逆効果、「脾（胃腸）」を損なってしまいます。チョコやケーキのドカ食いはやめましょうね。甘味がほしいときは、なるべく白砂糖を避けて、自然な甘みをとるようにしましょう。

＊「脾（胃腸）」に効く食材

【芋類】かぼちゃ、さつまいも、山芋
【穀類】玄米、雑穀
【豆類】大豆、黒豆、はと麦
【その他】はちみつ、いちじく、柿

●ツボ押しで胃腸を整える

＊「脾（胃腸）」に効くツボ

・中脘《ちゅうかん》：内臓全般の強化。特に胃に効果的。

◆脾（胃腸）に効くツボ

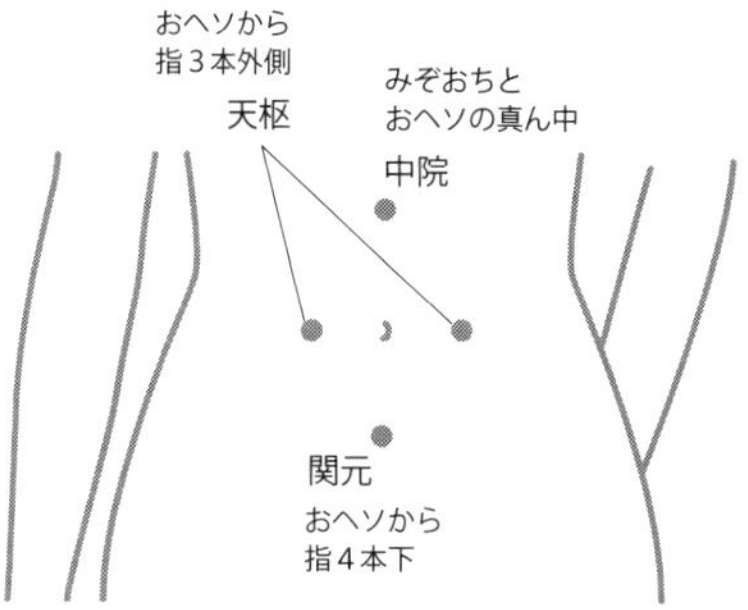

・天枢《てんすう》：消化器系の不調に効果的。ストレスケアにも有効です。
・関元《かんげん》：お腹の冷えや便秘に効果的です。

これらのツボを、3秒押して3秒かけてゆっくり戻すのを5回ほど繰り返してください。お灸をしてもよいですね。

●口まわりの筋肉や歪みを整える

口まわりの筋肉のこわばりを、ほぐしましょう。口の中に指を入れて、内側からほぐしてください。内側からやることで、しっかりほぐせます。

●頭蓋骨の歪みや、噛み合わせを整える

口が歪む原因として、頭蓋骨のズレや噛み合わせの悪さが影響している場合があります。矯正院などで専門家に相談してみてください。

Point!

形の良い唇は、愛情運の証。

歪み

4

鼻の下の溝が歪んでいると、金運も子宝運もいまひとつ…

上唇と鼻の間にある溝を「人中」と言います。金庫である鼻と、お財布である口を、パイプのようにつなぐところなので、ここが吉相だとお金の流れがスムーズで、金運バッチリです。男性がきれいなお姉さんを見ると、「鼻の下が伸びてる」といわれる場所だけあって、生殖活動とも密接です。特に女性は、子宮の働きや子宝運とも関わりのある部位でもあります。

人中の溝が長く、メリハリがあり、下に向かってやや広がる八の字型が吉相です。金運と子宝運に恵まれます。ここが曲がっていると、金運や運気の流れも曲がりくねって紆余曲折し、滞りがちになりますし、子どもにも恵まれにくくなります。

金運アップ、子宝運アップのために、人中の歪みを正しましょう！

◆人中

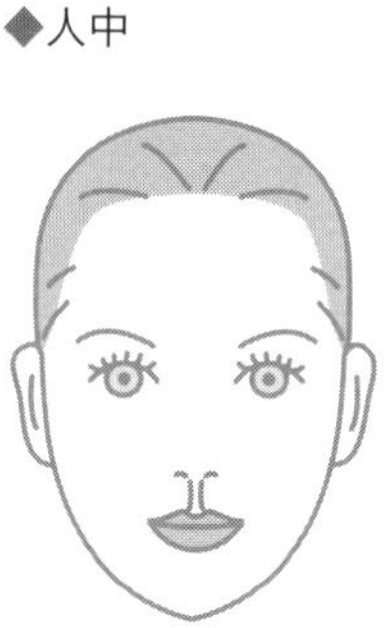

✴人中の曲がりを、まっすぐにするには？

鼻の下の溝が歪む原因は、1．頭蓋骨の歪み、2．腸、特に大腸の乱れ、3．口輪筋が硬くなっている、の3つです。それぞれの対策をご紹介します。

1 頭蓋骨を歪ませない

●頭蓋骨を歪ませる癖に気をつける

日頃のちょっとした癖から頭蓋骨は歪んできます。食事中、右ばかりで噛んでいるなと気がついたら、左で食べる。かばんは交互に持つ。頬づえをついている自分に気がついたら、やめる。横向きに寝ないと腰がつらい方や、足を組むクセがある方は、骨盤の歪みがあります。思い当たることがある方は、気をつけましょう。専門家にみてもらって整えることをおススメします。

2 腸、特に大腸の乱れを整える

人中のある鼻の下は、顔の反射区では大腸にあたることから、大腸にトラブルがあると鼻の下に乱れが出ます。便秘や下痢の方は、腸内環境を整えて改善しましょう。

●肉を控えて、食物繊維や発酵食品をとる

お肉は、悪玉菌の大好物。大量に食べると善玉菌を抑えつけ、悪玉菌が多く発生し、有害な物質をつくりだします。肌荒れ、腸の炎症、便秘の元になりますので、食べ過ぎに気をつけてください。

腸内環境を整えるために積極的にとりたいのは、食物繊維を含む食品や発酵食品です。

食物繊維には、「不溶性食物繊維」と「水溶性食物繊維」があり、便によるデトックスを促すためには、不溶性：水溶性＝2：1のバランスでとるのが理想といわれています。

＊不溶性食物繊維を多く含む食べ物（腸の蠕動《ぜんどう》運動を盛んにする）

【豆類】大豆、いんげん

【野菜】ブロッコリー、ごぼう

【芋類】さつまいも、さといも

＊水溶性食物繊維を多く含む食べ物（水に溶けて有害物質を吸着して体外へ排出する）

【果物】りんご、バナナ

【きのこ】しいたけ、えのきだけ

【海藻類】わかめ、こんぶ

＊善玉菌を増やす発酵食品（善玉菌である乳酸菌を増やしてくれる）

納豆、漬物、ヨーグルト、チーズ

●腹筋のエクササイズ

腹筋の力が弱くなると、便秘になりやすくなります。腸のぜん動運動を促すために、運動すること、特に腹筋を動かすことが大切です。次に紹介する腹筋は、腰に負担がかからないので、腰に不安がある方でも安心してできます。腹式呼吸で腸に刺激を与えることができますので、ぜひやってみてください。

①仰向けに寝て、膝を立てます。

②腹式呼吸をします。お腹に空気を入れて、大きく膨らませます。その時、背骨を少し反り気味にします。

③息を吐きながら、お腹をペチャンコにしていきます。背骨

◆腹筋のエクササイズ

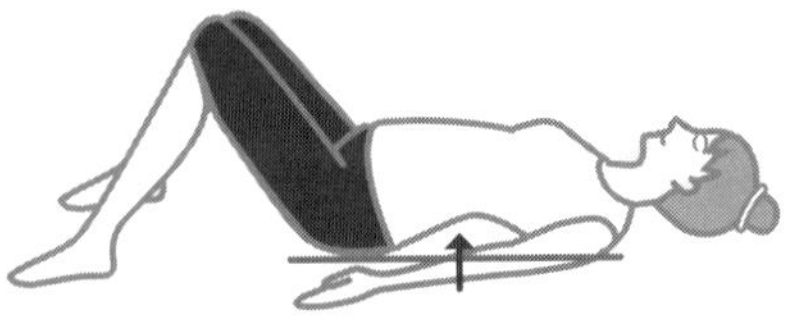

を床に押しつけるようにして、吐き切ります。
④吐き切ったところで、5秒キープします。これを、20回行います。

3 口まわりの歪みや筋肉を整える

●硬くなっている口輪筋を指でほぐす

口の中に指を入れて、内側から揉みほぐします。ほかより硬いと感じたところは丁寧に。

●上唇のストレッチ

＊吉相な人中をつくるストレッチです。
①溝を指で両側から寄せていき、人中を折り込み、山をつくります。
②その状態で上唇をアヒルのように上に反らします。毎日数回ずつ続けてください。

Point!

鼻の下の溝がきれいだと、金運も子宝運もアップ！

歪み

5

左右が違う「ほうれい線」は、仕事運がイマイチです。

　左右の出方が違うほうれい線の方は、仕事運や金運が不安定で停滞気味です。実力はあっても、なかなか評価を受けられない環境にいらっしゃるようです。自分より下か、同等の力を持っている人が認められ、自分を追い抜いていく。どうしてなの？　私のほうが優秀なのに、まわりの人は見る目がない…と、不満が溜まりがちです。

　そのため、自分の価値を認め、評価してくれる場所を求め、職も安定せず転々としがちです。また、これが私の天職です！などとまではいかなくても、自分に合う仕事、打ち込めるものになかなか出会えず、不完全燃焼でくすぶっている状態。

　そのモヤモヤを振り払おうと、資格をたくさん取得したり、いろんなセミナーに出かけて情報を仕入れようとしたりもするようです。しかし、情報に溢れた頭の整理整頓ができておらず、

◆ほうれい線

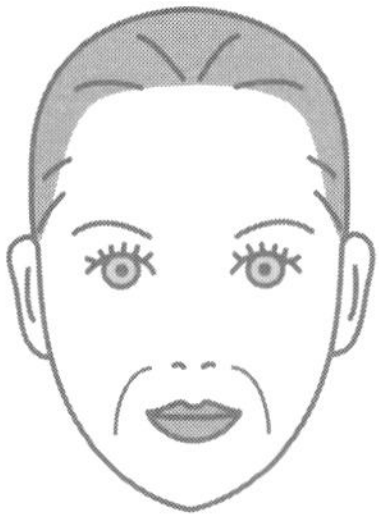

グチャグチャになっています。

スッキリしない人生の流れを整え、仕事運と金運の安定と向上を目指して、左右均等なほうれい線をつくりましょう！

✴ほうれい線が、左右違ってくる原因

ほうれい線の左右差の原因は、頭蓋骨の歪みです。歪みによって筋肉のつき方が変わり、左右差が生じているのです。頭蓋骨は1個の骨でできているわけではなく、22個（舌骨を加えると23個）の骨が複雑に組み合わさっています。一見ガチッとくっついて動かないように感じますが、その縫合はわずかながら開閉して動きます。0.3〜0.8㎜の本当にごくわずかな動きです。

この動きに影響を与え、開閉のリズムを狂わせてしまうのが、1．歯の噛み合わせ、2．片方ばかり使って食べる、3．表情筋のコリ。こうしたことが頭蓋骨や顔を歪ませてしまいます。

✴頭蓋骨の歪みをつくらないために

●歯の噛み合わせを調整する

寝ている時に食いしばる、歯ぎしりがひどい、また、日中、口を閉じた時に歯と歯がくっつ

いている、というような方は、噛み合わせが悪くなります。歯医者さんで自分に合ったマウスピースを作ってもらうだけでもかなり効果がありますので、相談してみましょう。

●片方ばかり使って食べない

食べるときは左右均等に使うようにしましょう。しかし常に意識して食べるのは大変です。食事中、気がついた時にその反対側を使う、くらいで大丈夫ですよ。気にしながら食べても、消化に悪いですものね。

●表情筋のコリをほぐす

顔の筋肉は、けっこう硬く凝っています。それをほぐしてあげることが必要です。しかし、顔の肌は繊細ですので、指を口の中に入れて、内側からほぐします。

✴それでも歪んでしまったら、どうする⁉

すでに歪んでしまった…という場合は、頬骨の高さを左右揃えましょう。実は自分でも簡単に落ちた頬骨を上げることができるんですよ。

●頬骨の高さを揃える方法

①鏡で自分の顔を見てください。頬骨のとがったところに指を当てて、左右の位置を比べてください。
②低い方の頬骨のとがったところに、手のつけ根（手根骨）を当てます。
③肘をテーブルにつけて、安定させます。その状態で、顔を手の方に押しつけ、5秒キープ。
④鏡で再度チェックしてください。揃っていれば1回で大丈夫です。まだ高さが違うようなら、再度、②と③を。手を当てるポイントが合っていれば揃うはずです。

◆頬骨の高さを整える方法

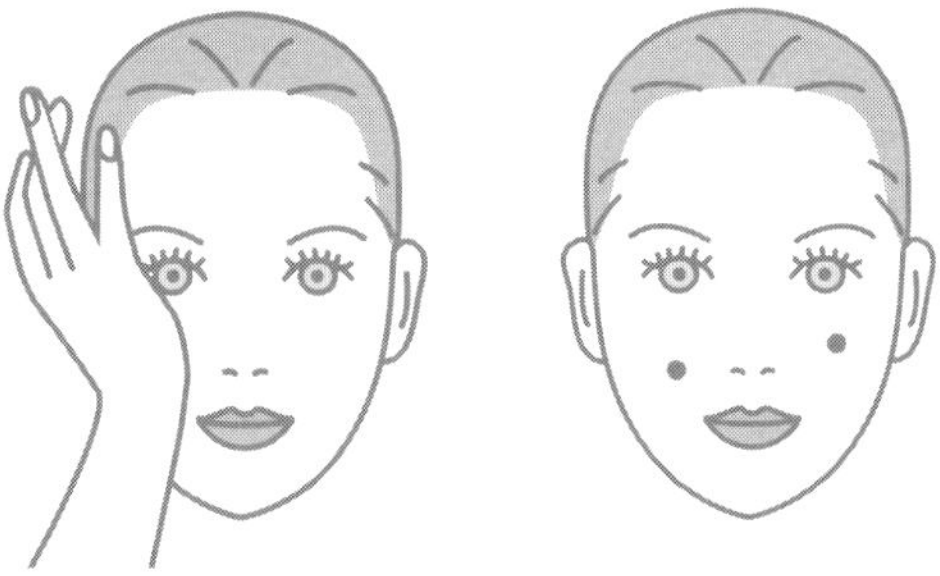

Point!

頭蓋骨の歪みをケアして、仕事運も金運もアップ！

色ツヤ

7 眉間の色ツヤが良いのはラッキーサイン。

眉間は人相で、「命宮《めいきゅう》」または「印堂」という場所です。命の宮と書くように、とても大事な場所で、運命の強弱が表れるところです。

命宮の色ツヤが良いと、仕事運、恋愛運、金運、あらゆる分野がラッキーです。ほかに悪い兆候が出ていても、ここがツヤツヤでしたら、最終的には大丈夫です。

反対に、ここがくすんでいたり、吹き出物などができていたりする時は、運気は低迷期に入っています。大きな勝負事や契約などは慎重に、気軽に判子なんぞ押してはいけません。

運気アップのために、ツヤツヤ、ピカピカにせねばなりません！

命宮をツヤピカにする方法！

◆命宮

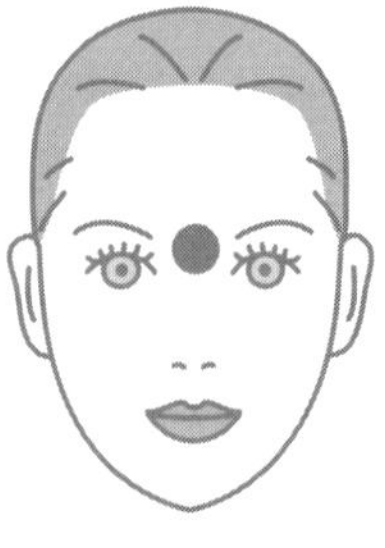

顔の反射区で観ると、眉間は心臓にあたります。ですから、心臓の働きを高めることで、命宮の色ツヤが良くなるのです。

では、心臓をどうすればよいのでしょうか…？　心臓は不随意筋といって、自分の意志では動かすことはできませんが、心臓に関連した筋肉を鍛えることで、心臓に良い影響を与えることができます。心臓に関連する筋肉は、肛門括約筋です。肛門をキューッと締めるということを繰り返し行い、肛門括約筋を鍛えれば、心臓の機能も高まります。

そのためにおすすめなのが、スーパーボールでのストレッチ。縁日などで売っている、ゴムボールです。この大きさがちょうどいいんですよ。

●肛門括約筋のエクササイズ

①スーパーボールを肛門に挟みます。
②そして、落とさないようキューッと締めてキープ。

◆肛門括約筋

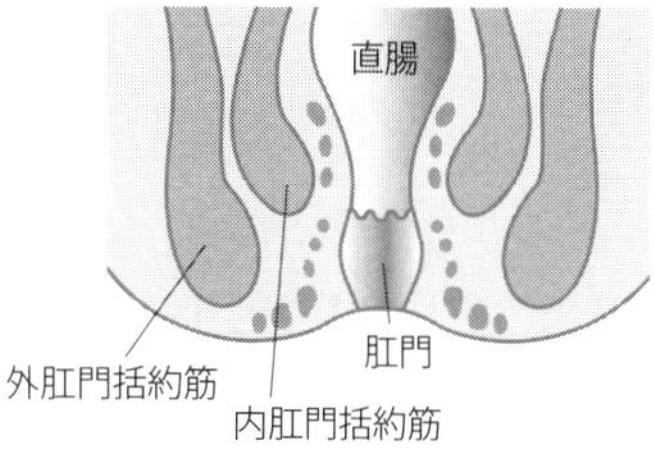

最初は筋肉がゆるんでいて長時間キープできないかもしれませんが、慣れてくると挟んだまま歩けるようになります。このエクササイズは心臓だけでなく、ヒップアップやO脚矯正にも効果的。台所に立った時など、隙間の時間をみつけて行ってください。電車で立っている時も、スーパーボールはありませんが、挟んだ時の感覚を思い出して、肛門をキュッと締めて立ってください。

●眉間の幅を整える

眉間の幅も大切です。平均的な眉間の幅は、指2本ですが、うぶ毛などで幅が狭まると、感情のコントロールが苦手になり、対人トラブルが起こりやすくなります。うぶ毛で命宮がモヤッとするように、運気も曇ります。うぶ毛を処理して、運気アップ目指しましょう。

Point!

眉間を輝かせて、あらゆる分野の強運の持ち主に！

色ツヤ

7

目の下がくすんでいると、子宝に恵まれにくくなる。

目の下の涙袋は、顔相では「涙堂《るいどう》」といいます。ここでは、子供運や生殖能力をみます。ここがわずかに膨らんでいて、光彩を放つように色ツヤが良いと吉相です。子宝に恵まれ、精神的にも物質的にも恵まれます。女性は愛情こまやかで、人気運も高くなります。もちろん、金運も良好です。

反対に、目の下のお肉が削げ落ちていたり、クマやアザが出て青黒くくすんでいる、また、ふくれてたるんでいると、凶相です。子宝縁は薄く、精力も減退気味。子どもを産んだ後も、子どものことで問題が生じやすくなります。

人気運、子供運、金運を上げるために、目の下の凶相を吉相に変えましょう。

◆涙堂

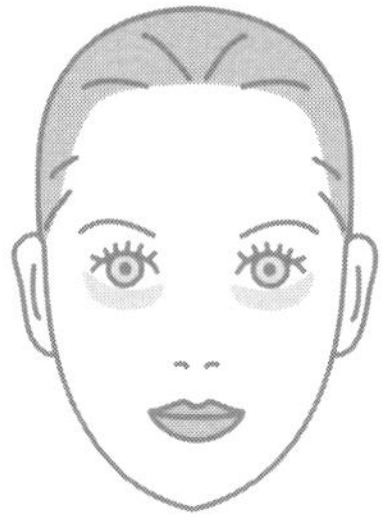

✴涙袋の整え方

主な原因は、1.「腎」の機能が落ちている、2.血流が悪くなっている、です。

1「腎」の機能を高める

陰陽五行の「腎」の機能が落ちると、目の下が凶相、黒や青などの暗い色になります。

「腎」は生命エネルギーの貯蔵庫で、生殖能力や内分泌系に関係しています。この機能が落ちると、妊活力や女子力を高めるのに必要なホルモンの分泌が悪くなり、目の下が黒ずむのです。

「腎」は、生まれた時に「腎精」という「先天の気」（生命エネルギー）を蓄える場所です。「先天の気」は加齢や生活の乱れによって減少します。それによって、腎が受け持っている骨や髪、耳、泌尿器系の働きが悪くなり、老化が進みます。抜け毛や白髪、聞こえにくい、骨粗しょう症、排尿困難、更年期障害、インポテンツなどの症状が現れ、また、顔を凶相にしてい

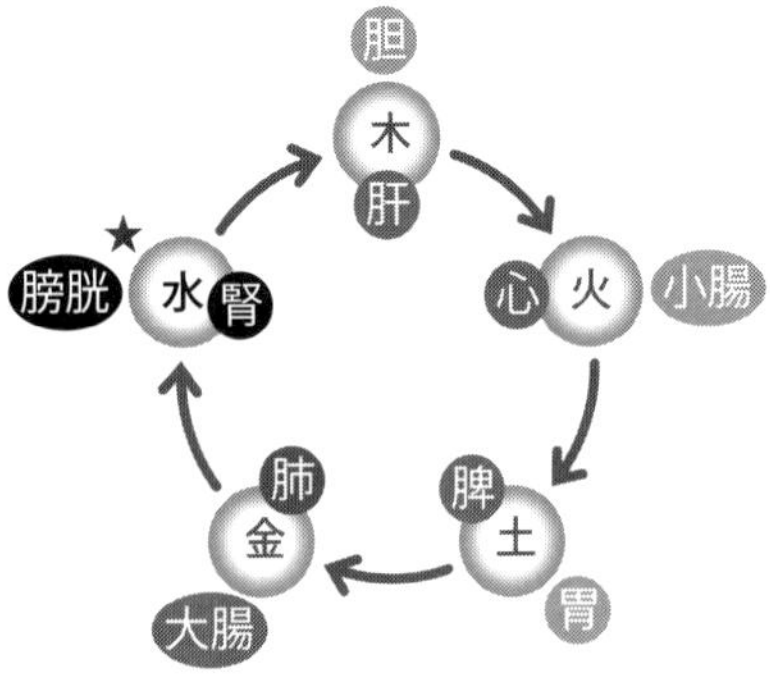

きます。

それに対抗することは可能です。そのためには、日々のケアで「後天の気」をつくり、蓄えていくことです。

＊体を温め、気を補う食材

しょうが、山芋や納豆など粘りがあるもの、黒豆や黒ゴマなどの黒い食材、海藻類などの海の食材の塩分

●こんにゃくシップ

①こんにゃく2つをゆでます。腎臓は2つあるので（ウエストのくびれより少し上）、左右に1つずつ使用します。

②沸騰してから10分ほどゆで続けます。

③タオルを用意して包みます。かなり熱いので、何枚かタオルを用意して、温度の調整してください。シップの場所は、あばら骨の境を挟むよ

◆こんにゃくシップ

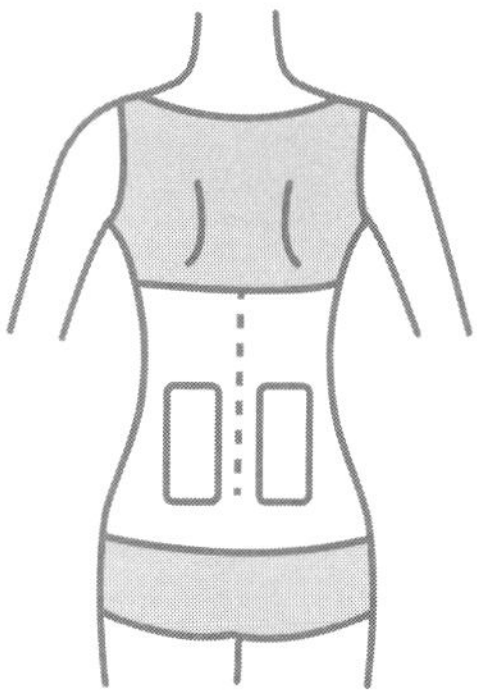

うにして置きます。

＊1時間ほど温かさが持続します。日ごろ頑張ってくれている腎臓を、じっくりゆっくり癒してあげてください。

●耳を揉みほぐす

「腎」に関係するパーツは耳です。ここをやわらかく揉みほぐすことで、腎にも良い影響を与えます。方法は、耳の根元から大きく回したり揉んだりしてください。この時、痛い人、硬い人は要注意！　かなり腎機能が落ちています。痛いからといってやめずにマッサージ続けてください。必ず痛みがなくなり、やわらかくなりますから。

2 目元の血流改善

目のまわりの血流が悪くなり、暗い影をつくる直接の原因は、目をグルリと囲んでいる眼輪筋の衰えです。老廃物の溜まったリンパ液や静脈は、筋肉の力で押されて排泄ルートにのることができます。目のまわりの筋肉が衰えているとそれができず、目のまわりに老廃物が溜まり、黒く凶相となります。ここをビシッと鍛えて、明るい目元を手に入れましょう。

●目のまわりの眼輪筋を鍛える体操

①上マブタの真ん中あたり、眉毛のすぐ下で少し引き上げるように押さえます。
②目をギュッと閉じます。上マブタを押さえているので、下マブタの筋肉がしっかり動きます。

●ホットタオルで目を温める

スマホやPC作業で目がお疲れ気味だと、筋肉がキューッと硬くなっています。それをほぐすには、ホットタオルなどで目を温めるのが有効です。
①フェイスタオルを濡らしてビニール袋に入れ、電子レンジで1本につき1分温めます。
②それを目に当ててリラックスしてください。

Point!

明るくハリがある涙袋は、子宝運、人気運バッチリ！

色ツヤ

8

澄んだ目の持ち主は、良いお相手とご縁あり。

「目は口ほどにものを言う」と、いわれるように、目はその人の現在の運勢や健康状態を教えてくれるところです。

また、「目は心の鏡」ともいわれ、その人の心の正邪、情がある人なのか、冷たい人なのか、誠実な人かそうでないのかなどが映し出されます。エネルギーに溢れ、運勢が良好な人の目は、黒目の上下に白目がなく、濁りのないきれいな白目で澄んでいます。キラキラした目が理想です。このような目の持ち主は、人気運があり、自然と人が周囲に集まる相です。もちろん、パートナー運バッチリ！

反対に、眼光が鈍く、どんよりよどんだ白目の人は、エネルギーが不足しており、気力、

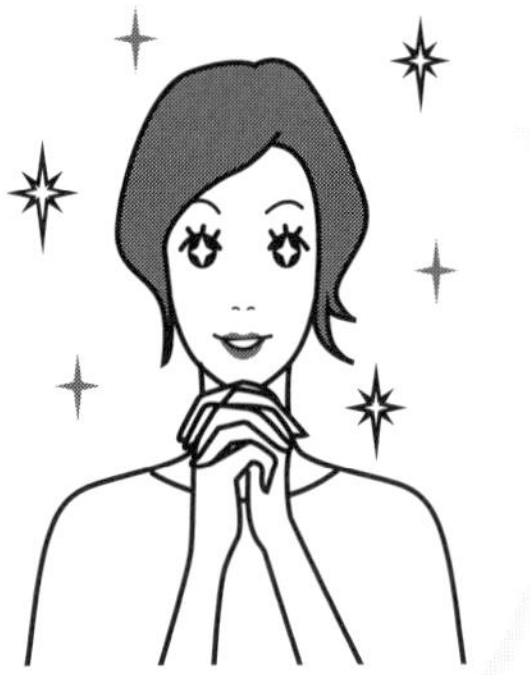

体力がない状態。運勢も低迷しています。黒目の上下に白目のある「四白眼《しはくがん》」。頭は切れますが、イライラしやすく、落ち着きがありません。感情のコントロールが難しく、チョットしたことで喧嘩をしたり、災難に遭いやすい人です。また、白目に赤い脈が走る人は、男運が落ちていて、二股をかけられたり、不倫などの先の見えない関係に陥ったりしやすいので要注意！

赤ちゃんのようなキラキラした澄んだ目を取り戻し、良縁を引き寄せましょう。

✶肝臓の活性法

陰陽五行で目に対応しているのは「肝」です。「肝」が整い機能が良い人は、目に輝きがありますし、気力、体力が充実しています。

脳に届く情報のうち、約8割が目から、といわれているだけあって、目は大量のエネルギーを消費し、良質で充分な血液を必要とします。目の機能を落とさぬよう、毛細血管がビッシリと張り巡らされ、酸素や栄養を届けたり老廃物を排出したりしています。

そしてこのように大切な役割を果たす血液の鍵を握っているのが、肝臓です。肝臓は「血の貯蔵庫」といわれ、血液の中の老廃物を解毒、浄化し、きれいになった血液に栄養を与えます。

肝臓の浄化機能が低下し、血液が汚れたまま目に届けられると、目に毒素が溢れ、輝きが失われ、濁った目になるのです。キラキラ目のために肝臓を活性化させましょう！

●「肝」のための食養生

「肝」を補ってくれるのは、酸味です。アミノ酸やクエン酸が、肝臓の分解酵素の働きを何倍にも高めてくれます。

＊「肝」の機能をサポートしてくれる自然の酸味

季節の柑橘類（はっさく、グレープフルーツなど）、梅干し、お酢、バルサミコ酢

＊油ものは控え目に

肝臓は脂肪の分解を行う臓器です。脂っこいものをたくさん摂取すると、肝臓がフル稼働し、疲労してしまいます。

＊食品添加物にも注意

肝臓は、体に入ってきた異物を処理する作業をしています。アルコールや食品添加物、病気を治すために飲んでいる薬でさえも、私たちの体にとっては異物なので、有害な物質を解毒、浄化し、無害なものに変えて体外に排出します。大量のアルコールや食品添加物が体に入ってくると、肝臓は働きづめになり疲労します。インスタント食品やスナック菓子などの食べ過ぎに注意してください。

●ひまし油シップ

ひまし油は、排毒効果の高いオイルで、その効果の高さから、中世ヨーロッパでは「キリストの御手」と呼ばれていました。このオイルを使ったひまし油シップは、病気や健康法について多くのリーディングを残している、エドガー・ケイシー（1877〜1945、米国）が、積極的に進めていたもので、免疫機能を高め、毒素の排出を促してくれると記しています。

これが本当に気持ちが良いのです。終わった後は、お肌がワントーン明るくなります。毎日頑張っている肝臓の負担を減らしてあげるために、ぜひ試してみてください。

材料
ひまし油（局方の「加香ひまし油」は不可）
…200〜250ccくらい
フランネル（ネル布）
オイルシートまたはサランラップ
温熱パッド（ホッカイロでも可）
重曹

◆ひまし油湿布

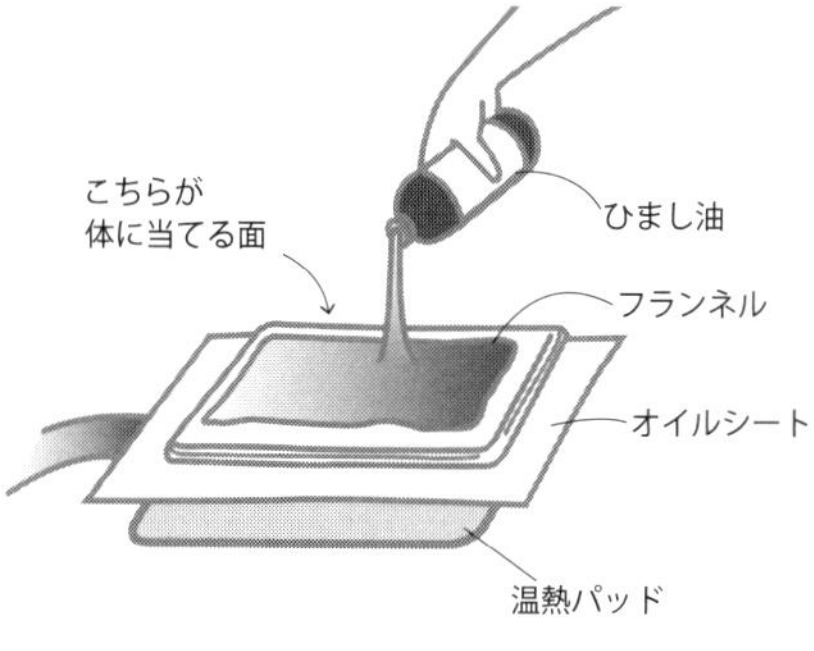

やり方

①サランラップの上にネルを置きます。
②ネルの上に、ひまし油を垂らします。
③温熱パッドまたはホッカイロでネルを温めます。
④右脇腹を中心に当てます。60～90分、ゆっくりくつろいでください。
⑤湿布を外し、重曹を溶かしたお湯にタオルまたはキッチンペーパーを浸して拭き取ります（お湯1ℓに重曹大さじ山盛り2杯）。
⑥3日目の最後に良質のオリーブオイルを小さじ1～3杯飲みます。
⑦3日間続けて行った後、4日間休みます。

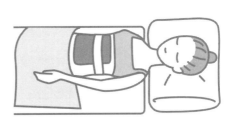

Point!

キラキラ輝く目を取り戻し、すてきなご縁を引き寄せる！

色ツヤ

9 鼻の色ツヤが良いと、金運良好です。

すでに述べたように、鼻は財帛宮《ざいはくきゅう》といい、金運が表れる場所です。金運を高めるためには、ここの色ツヤを良くすることが必須です！ 内側から輝くようなツヤのある鼻の時は、仕事が順調にいっている状態で、お金もジャンジャン入ってきます。専業主婦の方は、夫の運気が上がっています。それがまわりまわって、自分の財布にお金が入ってきます。

鼻の色がくすんでいたり赤くなっていたりすると、収入よりも支出のほうが上回っていて。お金に困っている状態。金運は不安定です。その状態を打開しようと、動けば動くほど、金欠は進みます。まず、鼻の色ツヤを整えることから始めましょう。

女性の方は、お化粧で隠したくなるかもしれませんが、厚塗りは化粧崩れしやすく、さらなる金運低下を引き起こ

◆財帛宮

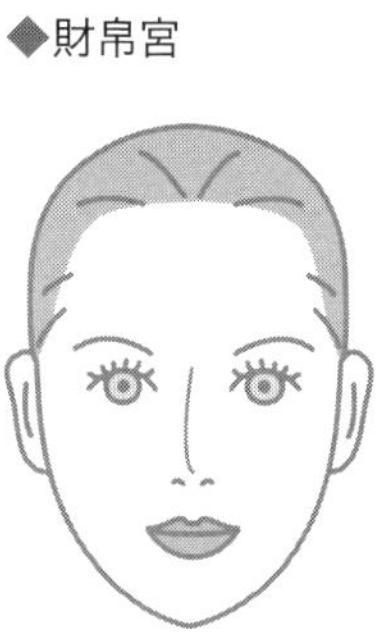

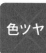

します。原因の元である体の内側を整え、色ツヤの良い、輝くきれいな鼻にしていきましょう。

✴鼻の色ツヤを良くするには

鼻は呼吸器で、「肺」の一部です。「肺」は、鼻を通して天の気を体に吸収し、代謝で生じた老廃物を排泄します。「肺」と関係する「大腸」が弱ると、鼻のトラブル、鼻水・鼻詰まりなどが起きます。流れが悪くなるので、肌色はくすんできます。

●「肺」のための食養生

＊「肺」の機能をサポートしてくれる自然の辛味

【スパイス】しょうが、こしょう、とうがらし、わさび
【野菜】にら、にんにく、玉ねぎ、ねぎ、だいこん、白きくらげ、山芋　【果物】かき、なし、ぶどう

●腸のマッサージ

腸は小腸と大腸に分かれます。小腸は「火」の五行に属しますが、「土」は「肺」の五行「金」を相正します。小

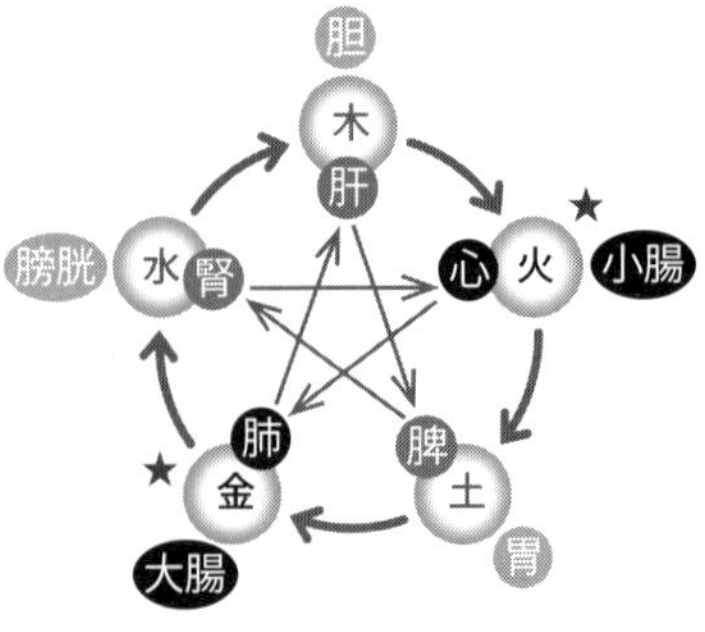

腸が乱れると、そこから続く大腸も乱れます。小腸、大腸どちらも整えることが必要です。

①まず、仰向けに寝ます。膝を立ててお腹をゆるめます。

②おヘソから指3本分離れた円周上の6点を、1点ずつ中指と人差し指を揃えて軽く押しながら小さな円を描くように回していきます。一周の間にゆっくり息を吐き、一周が終わったらゆっくり鼻から息を吸いながら指の力を抜きます。これを6点に対し順番に行います。4〜5回、時計回りに。

＊指が入りにくいところ、コリや痛みを感じるところは、もう1度押し揉みを。

③次に、つまりやすい大腸、特に、右の盲腸のあたりと左の骨盤の内側のマッサージです。

仰向けの状態から、右を上にして横になり、骨盤と肋骨の間のわき腹を押し揉みします。親指以外の4本の指を入れ、わき腹を挟み、大きく息を吸い、ゆっくり息を吐きながら、

◆腸のマッサージ

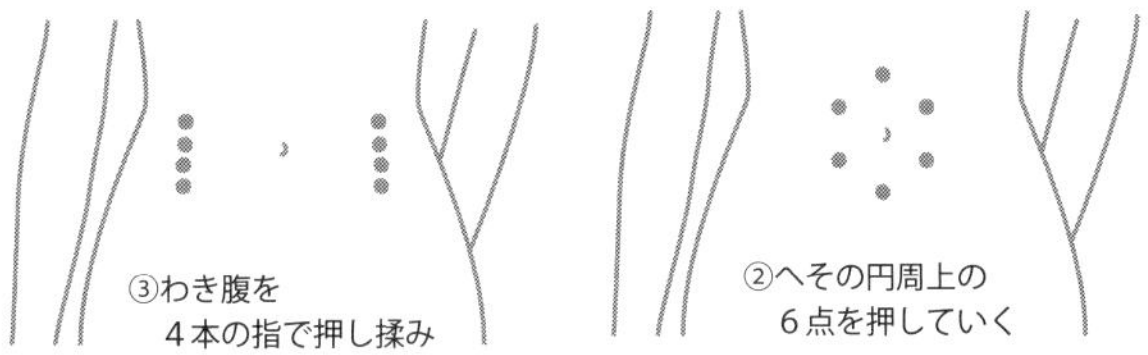
③わき腹を
4本の指で押し揉み
②へその円周上の
6点を押していく

グーッと指が深く入るようにつかみます。息を吸いながら指の力をゆるめます。

④左を上にして、③を同じようにします。

＊お腹が緊張しすぎていたり、便秘がひどく痛くて押せない時は、体の力を抜いて、硬いところに手を置いておくだけでゆるんできます。

●猫背なおしのストレッチ

胸のあたりが丸まって、猫背だと肺が圧迫され、深い呼吸ができません。胸を開き、深呼吸をして「天の気」をたっぷり取り入れましょう。胸も上を向き、バストアップしますよ。

①背もたれのないイスに、足を開いて腰かけます。

②手の甲と甲を合わせ、体を足の間に折り曲げながら、息を吸います。

③息を吐きながら上体を起こし、腕を開きます。手のひらや頭は上に向けて。3回行います。

Point!

鼻の色ツヤが良くなれば、金運バッチリ！

色ツヤ

10 額の中央が輝いていると、有力者に引き立てられます。

額の中央は官禄宮《かんろくきゅう》です。目上からの引き立て運や、地位、名誉、出世運などが表れる場所です。

ここが薄いピンクか、薄く白っぽい黄色で、輝きがあると仕事運が上昇しています。会社勤めの人でしたら、上司からの引き立てで昇進の可能性があります。同僚より早く出世できそうです。専業主婦の方になら、夫の昇進などがあり、家庭に喜び事がもたらされるでしょう。体のコンディションも良く、気力に溢れている状態です。

反対にこの場所に、傷やシミがあったり、くすんで灰色や茶色がかっていると、目上の人や上司とトラブルが起きそうです。力はあっても、なかなか昇級のチャンスが巡ってきません。そこで不満を募らせ、会社を辞めて独立して

◆官禄宮

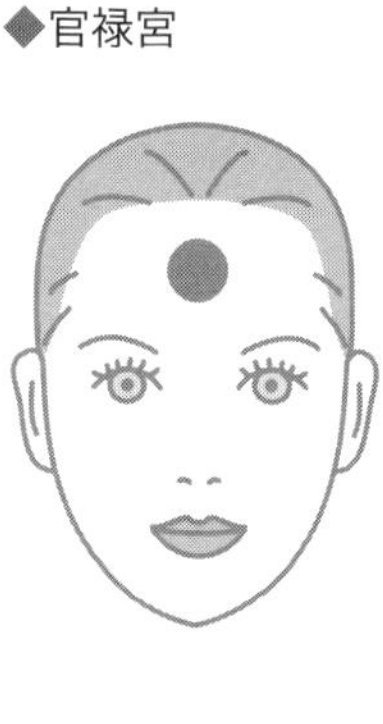

も、思うような結果を出すことは難しいです。

心も不安定な状態で、夫婦関係にもヒビが入りやすく、好きな人がいても思いが通じず失恋したりと、公私共に不遇な状況に入っています。

この相が出ている時は、焦らず、額の色ツヤを良くしていきましょう。輝く額になれば、運も明るく開けてきます。

✴額を輝かせるには、脳をリラックス

額の中央に位置する官禄宮は、顔の反射区では、脳の視床下部や脳下垂体にあたります。額を輝かせるためには、この視床下部や脳下垂体の状態を整えることが必要です。

視床下部は、内分泌腺（ホルモン）や自律神経のコントロールする司令塔のような役割を持ちます。脳下垂体は、視床下部からの指示を受け、内分泌腺をコントロールします。

視床下部は、脳がストレスをキャッチすると、体を守るため、脳下垂体と自律神経に、副腎皮質から「抗ストレスホルモン」を出させなさいと指示を出します。持続的にストレスを受け続けると、視床下部は命令を出し続けなくてはならず、脳下垂体、自律神経、副腎皮質すべてが休めず疲労してしまうのです。

額の色ツヤを良くするためには、脳をリラックスさせることが必須です。ストレスを感じた時に、お酒を飲んだり、カラオケで歌いまくったりと、人それぞれ解消法があると思いますが、脳に効果的なリラックス法を紹介しますので、取り入れてみてください。

◆ストレスと脳、抗ストレスホルモン

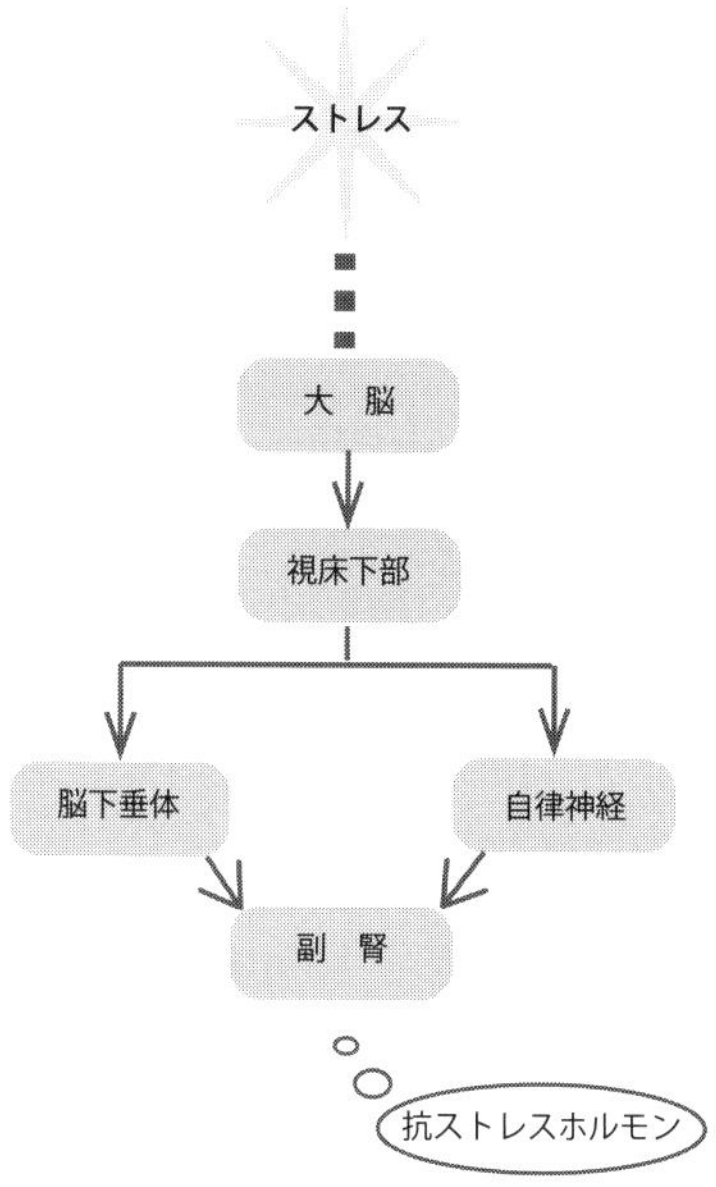

✴脳のストレス発散法

1 幸福体質をつくるセロトニンを活性化させる

セロトニンは、ストレスで大量に発生する抗ストレスホルモンであるノルアドレナリンを抑制し、精神を安定させてくれる物質です。ノルアドレナリンが大量に発生すると、攻撃態勢をとり、イライラしやくなりますので、いらぬトラブルを引き起こし、人からの評価を落としてしまいます。幸せな体質をつくってくれるセロトニンを活性化して、幸せオーラをまといましょう。

●朝日を浴びる

セロトニンは、朝日を5～20分浴びることによって、活性化します。

●リズム運動をする

踏み台昇降やウォーキング、自転車こぎなど、一定のリズムで5～15分ほど続けて運動をすると、セロトニンがつくられます。

●腹式呼吸をする

息を吸う時に、お腹に空気を入れて大きく膨らませて呼吸をします。多くの酸素を取り入れることでセロトニン生成を助けます。

●よく噛んで食べる

モグモグとよく噛むことでセロトニンが活性化します。ガムを噛むのもおススメです。

●トリプトファンを多く含む食品を食べる

トリプトファンはセロトニンをつくる材料です。自分の体内ではつくれないので、食品から摂取する必要があります。お肉などの動物性のものより、植物性の食品がセロトニンの分泌につながりやすいので、積極的にとってください。

＊トリプトファンを多く含む食品

【乳製品】ヨーグルト、チーズ　【豆類】豆乳、納豆、アーモンド　【穀類】そば

●腸内環境を整える

「鼻の下の溝が歪んでいると、金運も子宝運もいまひとつ…」（67ページ）で「腸内環境の整え方」を紹介していますので、参考にしてください。

ます。

●スキンシップ

家族や恋人などと触れ合うことや、マッサージなどのスキンシップはセロトニンを活性化します。

2 肩甲骨の間の背骨を整える

脳が疲れると肩甲骨の間が緊張します。背骨の動きも悪くなります。「鼻の色ツヤが良いと、金運良好です」（89ページ）で紹介した「猫背なおしのストレッチ」を行い、肩甲骨の緊張をゆるめてください。

また、家族やお友達にそのあたりの骨をトントンと叩いてもらったり、手を置いてもらうだけでもゆるんできます。スキンシップでセロトニンの活性化にもつながりますので、ぜひ誰かにお願いしてみてください。整体やアロマテラピーなど、お好みのお店に行かれるのもよいかと思います。

Point!

額がピカピカになれば、引き立て運アップ！

表情

11

口角が締まって上がっていると、幸運キャッチ力が高いです。

口は本能的な欲求や、愛情、生命力、財運やそのほかの運気の善し悪しが表れるパーツです。唇の厚さや大きさ、色ツヤなど、いろいろありますが、幸運力の強い口の一番のポイントは、口角の向きです。天からのエネルギーをたくさんキャッチできるように、口角が上がっているのが理想です。

口角は思考パターンを表します。現在のあなたを取り巻く状況は、あなたの思考によって創り出された世界です。どのような思考、心持ちで人生を歩んでいくかは、運気のよし悪しに強い影響を与えます。

口角が上がっている人は、楽天的で他人への心配りもバッチリです。社交的で、初対面の人とでもすぐ打ち解ける明るい人。感謝の気持ちが強く、自然と運が開けてきます。

◆口角の上がった唇

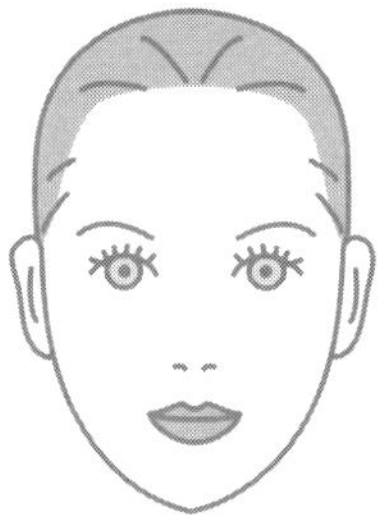

反対に口角が下がっていると、ネガティブで批判精神が強く、他人に厳しい人です。欲望が強く、今手にしているものでは満足できず、もっともっと、と欲しがります。

「自分の人生は満たされていない」という思考を持っていると、天はそれをキャッチして、満たされない人生をあなたにもたらします。「自分はなんて幸せ者なのだろう」という思考を持っていると、さらなる幸運がもたらされます。類友の法則ですね。幸せには幸せなことが、悲しみには悲しいことが引き寄せられるのです。

天から降り注がれる幸運を、ガッチリ受け止めるために、口角をキュッと引き締め上げましょう。

✴口角を上げる方法

表情筋の中でも、口角を上げるために重要な筋肉は、次の3つです。

・大頬骨筋《だいきょうこつきん》：口角を上げるときに使う筋肉
・頬筋《きょうきん》：口角を外側に動かすときに使う筋肉
・口輪筋《こうりんきん》：口を囲む筋肉。口元の締まりに関係する

◆口まわりの表情筋

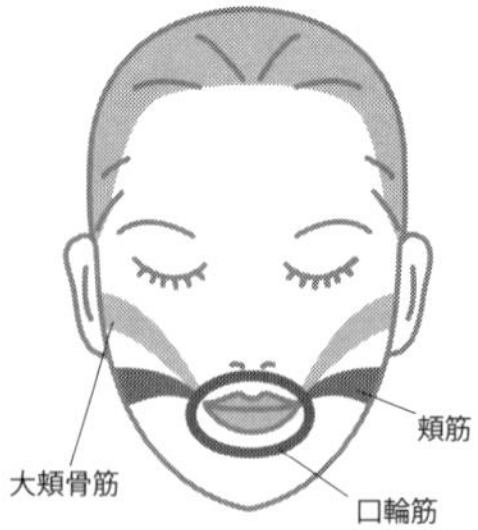

●表情筋トレーニング1

①口の中に空気を溜めて、唇を閉じます。
②右頬に空気を集めて膨らませて、5秒間キープ。
③同様に左頬に空気を集めて、5秒間キープ。
④上側に空気を集めて鼻の下を膨らませて、5秒間キープ。
⑤下側に空気を集めて、5秒間キープ。
＊②〜⑤の動作を3回繰り返します。

●表情筋トレーニング2

①上下の歯を軽く合わせて唇を閉じた状態を、5秒間キープ。
②口を「い」を発音する形に開いて、ゆっくりと口角を上げます。
③口角が一番上がった状態で、5秒間キープ。
④口を「う」を発音する形にして、唇をゆっくりと突き出します。
⑤唇が一番突き出た状態で、5秒間キープ。

●表情筋トレーニング3

①割り箸をくわえたままで、「い」を言う口の形に口角を上げます。
②箸よりも口角を上げましょう。上げたままで30秒キープ。

●感謝の言葉「ありがとう」

毎日、鏡に向かって「ありがとう」と感謝の気持ちを込めて10回以上言ってください。そして笑顔を心がけましょう。そうすれば、次第に口角が上がり、人とのご縁も良くなり、運気も上昇していきます。

Point!

口角がキュッと上がれば、幸せエネルギーが降り注ぐ！

表情

12

眉間に縦ジワがあると、親しい人とトラブルが起こりがち。

眉間は「命宮《めいきゅう》」といって、運の強弱が表れるところ。ここに傷やシミ、ニキビなどができると運の流れは滞ります。ここは色ツヤ良く、吹き出物など肌トラブルがない状態が吉相です。

眉間に1本、または、2～3本の縦ジワのある方は、とても仕事熱心で、目指した目標を、達成するまであきらめない強い意志の持ち主ですが、結婚運に関しては、あまり良くない相です。「剣難《けんなん》の相」（事件や事故に遭いやすい相）ともいわれます。頑固なところがあり、我が強く、プライドも高いので、トラブルを引き寄せやすいのです。特に、親しい相手には、ワガママになりやすい。そのため、恋愛運や結婚運に問題が出やすくなります。特に、中年から晩年にかけて運気が落ちてくる相です。

人生の終盤に、運の衰退は辛いものです。終わり良けれ

◆命宮

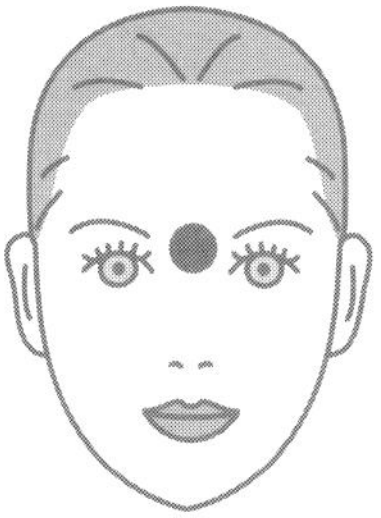

ば、すべて良し、穏やかで幸せな老後を迎えるために、眉間のシワをつくらぬよう、できてしまったシワは薄くしていきましょう。

眉間のシワは、しかめっ面をして眉を内側に寄せるためにできます。眉の筋肉、皺眉筋《すうびきん》がグーッと中央の鼻根筋《びこつきん》を圧迫し、鼻根筋が折り畳まれた状態が癖になってしまうのです。硬くなった筋肉には老廃物が溜まり、色も暗い感じになります。命宮（眉間）が暗いと運気が落ちますので、ほぐしてすっきりさせましょう！

◆眉間の表情筋

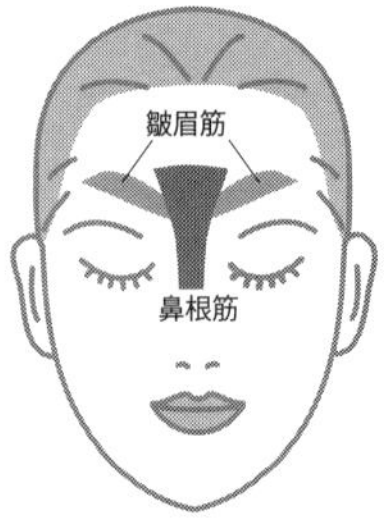

●眉間のマッサージ

①眉毛を親指と人差し指、中指でつかみ、持ち上げます。
②持ちあげた眉を上下にプルプルとゆらします。

「眉間の色ツヤが良いのはラッキーサイン」（76ページ）で書きましたが、眉間は、顔の反射区では心臓にあたります。ここに色ツヤがなかったり、シワがあったりする方は、心臓に負担をかけた生活をしているようです。

陰陽五行でみると、心臓は「火」の五行で、五臓は「心」です。「心」が乱れると、不安感が増大したり、「火」が司る「闘争心」のコントロールが上手くいかず、他者の態度や言動に過剰に反応します。何か気に入らないことを言われた時など、眉毛を寄せますよね。「心」が乱れるとそのような反応が多くなり、眉間にシワを刻んでいくのです。

シワを刻み込まないためには、「心」のバランスを整えることが必須です。「心」の働きを助けてくれるのは、小腸。ここを整えることで、眉間を吉相に変えてくれるのです。

小腸の整え方

腸内環境を整えるためには、食物繊維が良いですが（69ページ）、さらに小腸のデトックスを促すにはクロロフィルが有効です。

小腸には、絨毛《じゅうもう》という突起があります。腸の面積を広げて栄養を充分に取り込めるように、絨毛がたくさんのヒダをつくっているのです。絨毛はとても細かいので、その谷間に有害物質、毒素が溜まりやすくなります。水溶性食物繊維には、有害物質を吸着して体外に排出する働きがありますが、食物繊維はこのヒダの隙間よりも大きいために入っていけず、有害物質、毒素が残ってしまうのです。

そこで有効なのがクロロフィルです。

クロロフィルとは、青物野菜などに多く含まれている葉緑素のことです。分子の大きさが食物繊維の数千分の1という小ささで、絨毛の隙間に入り込み、掃除してくれます。しかもクロロフィルは、ダイオキシンなどの毒性の強い有害物質や放射能も吸着する力があるのです。

しかし、クロロフィルの細胞膜は硬く、噛むくらいでは壊れないため、有効活用できません。ミキサーを使ってグリーンスムージーなどにするとよいですよ。

◆小腸の絨毛

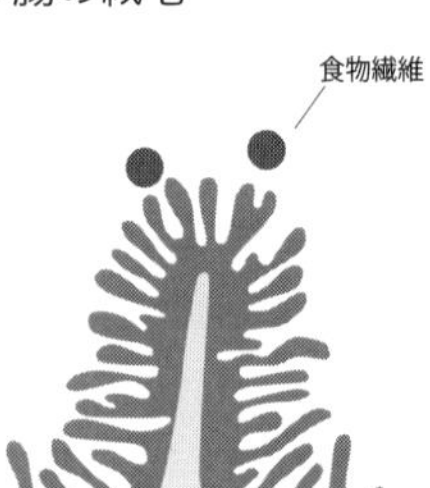

＊クロロフィルを多く含む食材

【野菜】ほうれんそう、小松菜、春菊、パセリ、しそ、ピーマン、ブロッコリー、にら（緑の濃い野菜がおススメ）【海藻】わかめ、のり【果物】キウイフルーツ

【その他】オリーブオイルオリーブオイルのグリーンはクロロフィルの色。上質なエキストラバージンオイルを）

●グリーンスムージー

材料 小松菜…一把／キウイフルーツ…1個／レモンの搾り汁…半個分
オリーブオイル…大1～2／塩…ひとつまみ（お好みで）／水…半カップ～1カップ

作り方
①小松菜をゆでます（※ゆですぎに注意）。
②ミキサーに①と残りの材料を入れます。
③しっかりと混ぜ合わせます。

＊グリーンとフルーツに含まれるクロロフィルを包む頑丈な細胞壁が破裂され、体に吸収されやすい状態になります。

Point!

眉間の縦ジワを消して、結婚運アップ！

表情

13

頬がふっくらハリがあると、人気運があり強運です。

頬は社会的な影響力、世の中を渡っていくパワーを示す場所です。

ここはハリがあり、バランス良く盛り上がっていると吉相です。そんな人は、生命力に溢れ、自分を表現するのが上手。強い意志を持ち、困難にもへこたれず乗り越えようとするバイタリティの持ち主です。周囲を明るい雰囲気にし、「いいな」と思うものは積極的に吸収していこうとします。強運の持ち主で、人気運もあります。

俳優さんやモデルで人気のある方は皆、ここにハリがあり、色ツヤやバランスが良いですね。芸能界で成功するためには、実力だけでなく運も必要ですから、当然といえば当然ですね。

ここがくすんでいたり、肉づきが悪かったりすると、行動力や忍耐力がありません。困ったことがあると逃げ腰に

◆ハリのある頬

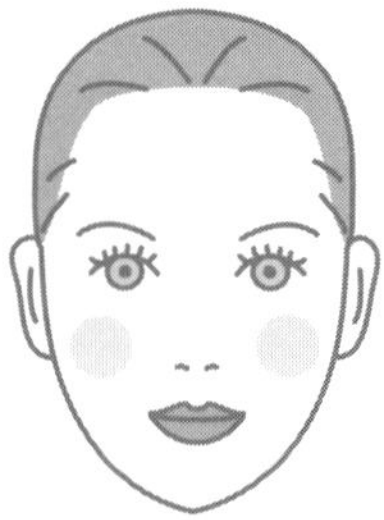

なったり、壁にぶつかるとすぐ諦めてしまったりします。穏やかで人は良いのですが、人気運は停滞気味。実力をなかなか認めてもらえません。

頬は、骨格が強く影響する場所。運を強くしたい、人気運がほしい、と平たい頬骨を盛り上げようとしても、そこだけバランス良く盛り上げるのは難しいですよね…。

では、頬骨が張っていない人は、人気運を諦めるしかないのでしょうか？　いえいえ、そんなことはありません。大丈夫です。芸能人のように、普通にしていてもハリのある頬というわけにはいきませんが、顔の筋肉を鍛えることで、魅力的な頬をつくることは可能です。

●頬の筋肉を鍛えるトレーニング

①耳の横の顎関節あたりに手のひらを当て、斜め上に気持ち引き上げます。

②手を当てた状態で、「あ・い・う・え・お」と、母音の発声をします。できるだけ、大きく筋肉を動かします。それを10回行います。

こうして、頬の筋肉を鍛えたら、口角を上げるようにほほ笑んでみましょう。鏡をチェックしながらやってみてください。この筋肉の使い方を覚えて、人と会った時などに意識して使ってください。他者が受けるあなたへの印象が変わり、運も変わりますよ！

また、頬にハリがない原因には「たるみ」もあります。「たるみ」が生じると、頬のお肉が下に落ち、ハリがなくなります。加齢によりしかたがないことともいえますが、同じ年齢でも、肌にハリがあって若々しい方もいれば、毛穴が開いて筋肉が下へ下へと落ちている方もいます。

原因は、食事の内容や生活習慣などいろいろありますが、実は、胃腸の違いがとても大きいのです。胃腸が弱っていると栄養を充分に吸収できず、筋肉を育てることができません。ですから、栄養を充分できるように胃腸を整え、しっかりした筋肉をつくりましょう。

胃腸の整え方は、

「唇が歪んでいると、人に心を閉ざしがち…」（63ページ）、

「鼻の下の溝が歪んでいると、金運も子宝運もいまひとつ…」（67ページ）、

「眉間に縦ジワがあると、親しい人とトラブルが起こりがち」（１０３ページ）。

に紹介していますので、参考にしてください。


Point!

ふっくらホッペで、大きな運をつかむ！

表情

13 アゴが梅干しのようになる人は、頑固です。

アゴからは精神力や持久力、意志の力などが読み取れます。晩年の運気が表れるところでもあり、年齢とともに変化していくラインや肉づきで、豊かな人生を送れるかがみえてくる場所です。

お肉が丸く豊かについているけれど、引き締まっているアゴの方は、物事に動じず、柔軟性があり、人を受け入れる度量の持ち主。持久力があり、晩年になってもバイタリティーが衰えません。プヨプヨでは駄目ですよ。欲望が強くなり過ぎています。健康状態も乱れがちで、運気も良くありません。

色ツヤの良いアゴだと、体の調子も良く、公私共に満ち足りた状態といえます。くすみや吹き出物などがある場合は、泌尿器系や生殖器系などのトラブルがあるので、注意しましょう。

アゴが梅干しのようにシワになっている方は、意志がとても強い人です。しかし、度が過ぎるところがあり、自分の考えを押し通そうとする頑固さがあります。自分にも他人にも厳しい人です。くすみや吹き出物などと同じく、生殖器や泌尿器など下腹部が少し弱っています。晩年は、体力の低下や、孤独を感じやすい相です。

「終わりよければすべて良し」ではありませんが、人生の終盤を幸せで豊かに過ごすために、アゴを吉相にしましょう。

✴吉相アゴのつくり方

アゴは、顔の反射区では、泌尿器系または生殖器系にあたります。

下痢になりやすい、お腹が冷える、ひん尿など泌尿器系のトラブルがあるという人は、アゴがすすけたように黒ずんできます。生理痛がひどい、子宮筋腫ができているなどの女性は、アゴが硬く梅干しのようになっている方が多いようです。

色ツヤ良く、きれいなアゴをつくるためには、この下腹部の調子を整えることが必須となります。

1 骨盤を整える

泌尿器系や生殖器系をコントロールしている神経は、骨盤まわりから出ています。骨盤が歪むと、指示伝達が上手くいかず、機能が乱れます。歪みを整え、筋肉の緊張をゆるめましょう。

●おしり歩き

①床に足を伸ばして座ります。足先を90度に立てます。
②右の骨盤をグッと前に出すようにして前に進みます。
③次に左の骨盤を同じように前に出します。
④10歩進んで、10歩バックします。これを3セット行います。

●ヒップアップエクササイズ

①仰向けに寝て、両膝を立てます。膝を離さないようにします。
②お尻の筋肉を使って、膝から肩まで一直線になるように腰を持ち上げます。

◆おしり歩き

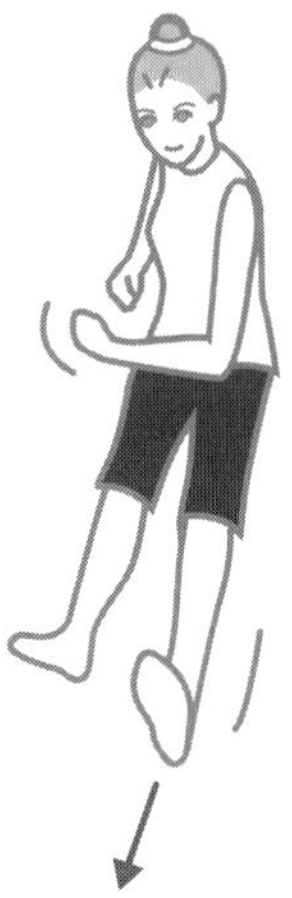

◆ヒップアップエクササイズ

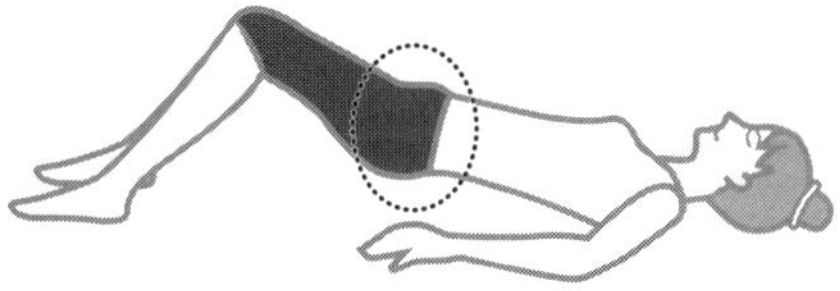

③3秒キープして、腰を落として一呼吸。これを10回～20回行ってください。

2「腎」のバランスをとる

陰陽五行で、膀胱や生殖器系などに関係しているのが「腎」です。「腎」の整え方は、「目の下がくすんでいると、子宝に恵まれにくくなる」（79ページ）に紹介していますので、参考にしてください。

Point!

きれいなアゴを手に入れて、老後も安心。

COLUMN

陰陽五行《いんようごぎょう》

自然界のあらゆるものは「陰」と「陽」から生じ、そのバランスで成り立っているという「陰陽思想」と、自然界は「木《もく》」、「火《か》」、「土《ど》」、「金《ごん》」、「水《すい》」の5つの要素で成り立っているという「五行思想」。

この2つの概念が結び付いて生まれたのが「陰陽五行《いんようごぎょう》」です。「陰陽五行」の理論は、医学、占い、政治などあらゆる物事に応用されてきました。

五行	木	火	土	金	水	
五臓	肝	心	脾	肺	腎	五行に対応する臓器
五腑	胆嚢	小腸	胃	大腸	膀胱	五臓の働きを補佐する腑
五竅	目	舌	口	鼻	耳	五臓の変調が現れる感覚器
五味	酸	酸	甘	辛	鹹	五臓を養う味
五色	青	赤	黄	白	黒	五臓が変調した時に表れる色
五主	筋	血脈	肌肉	皮膚	骨	五臓から栄養を受け取る部位
五志	怒	喜	思	悲	恐	変調した時の感情、変調をもたらす感情
五悪	風	熱	湿	燥	寒	五臓が嫌う気象現象

COLUMN

5つの要素は、臓器や味、色、感情など、体の機能や心の状態にもあてはめられます。それらの陰陽バランスを整えることで、健康ひいては運気の向上を導くことができるのです。

*体の機能を表す五臓（肝・心・肺・脾・腎）は、西洋医学でいう肝臓、心臓…などよりも広い機能を指しています。

木

木に対応する五臓の「肝」は、体内に入ってきた有害物質（薬やアルコールなど）を排泄し、血液を浄化して体の血量を調整しています。また、全身の気の流れや、思考活動を司ります。

◆陰陽五行（五臓五腑）

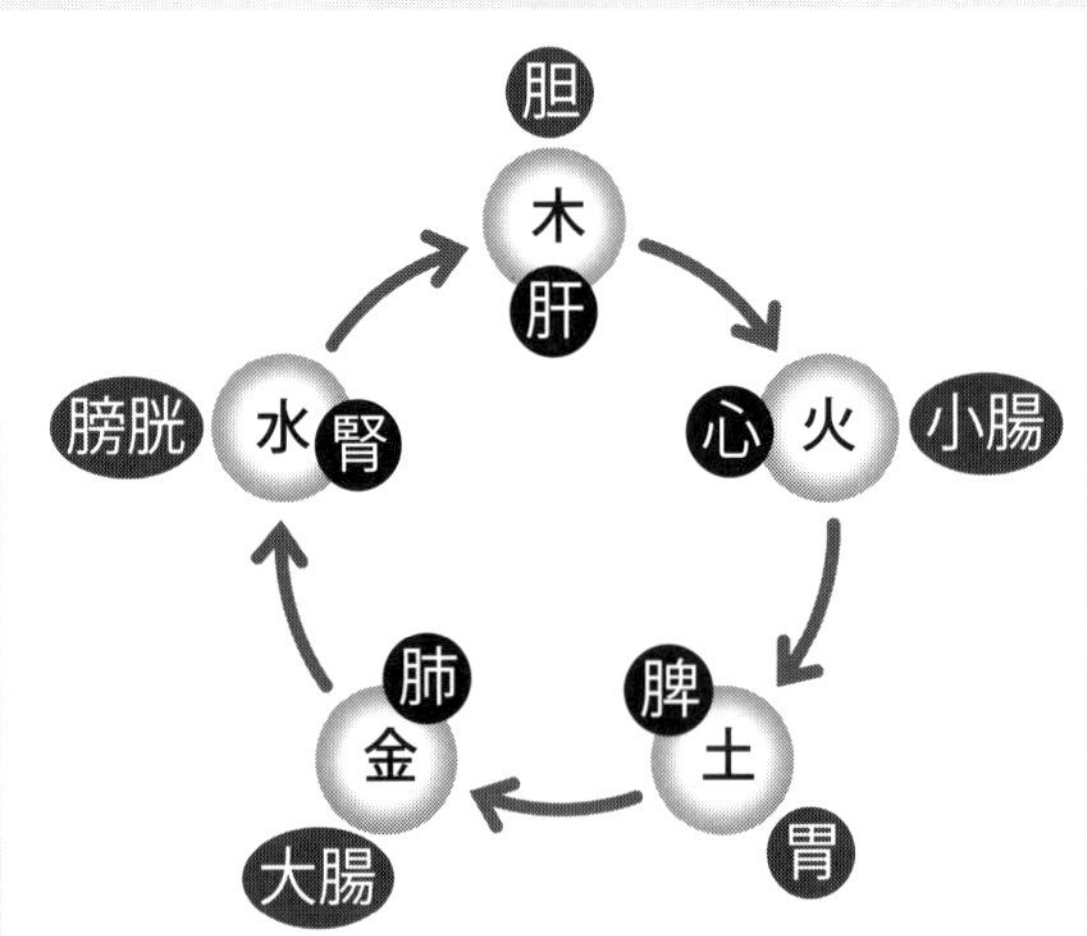

肝の働きを補助する「胆嚢《たんのう》」は、胆汁を貯蔵し、それを小腸に送って消化を助けます。そして、肝で思考したことを行動に移す決断力、行動力を司ります。

過度の「怒」は肝にダメージを与え、冷え症や生理不調、頭痛、足がつる、「目」の充血、顔色が「青」黒くなるなど、血に関係した不調が引き起こされます。

肝には、「酸」味が栄養を与え、衰弱を助けてくれます。肝が疲れていると、酸っぱいものが食べたくなります。

―火―

火に対応する五臓の「心《しん》」は血液を全身に巡らせ、熱の循環を司ります。

心《しん》は精神の中枢であり、生命活動をコントロールしています。その働きを補

◆陰陽五行（五臓、感情、味）

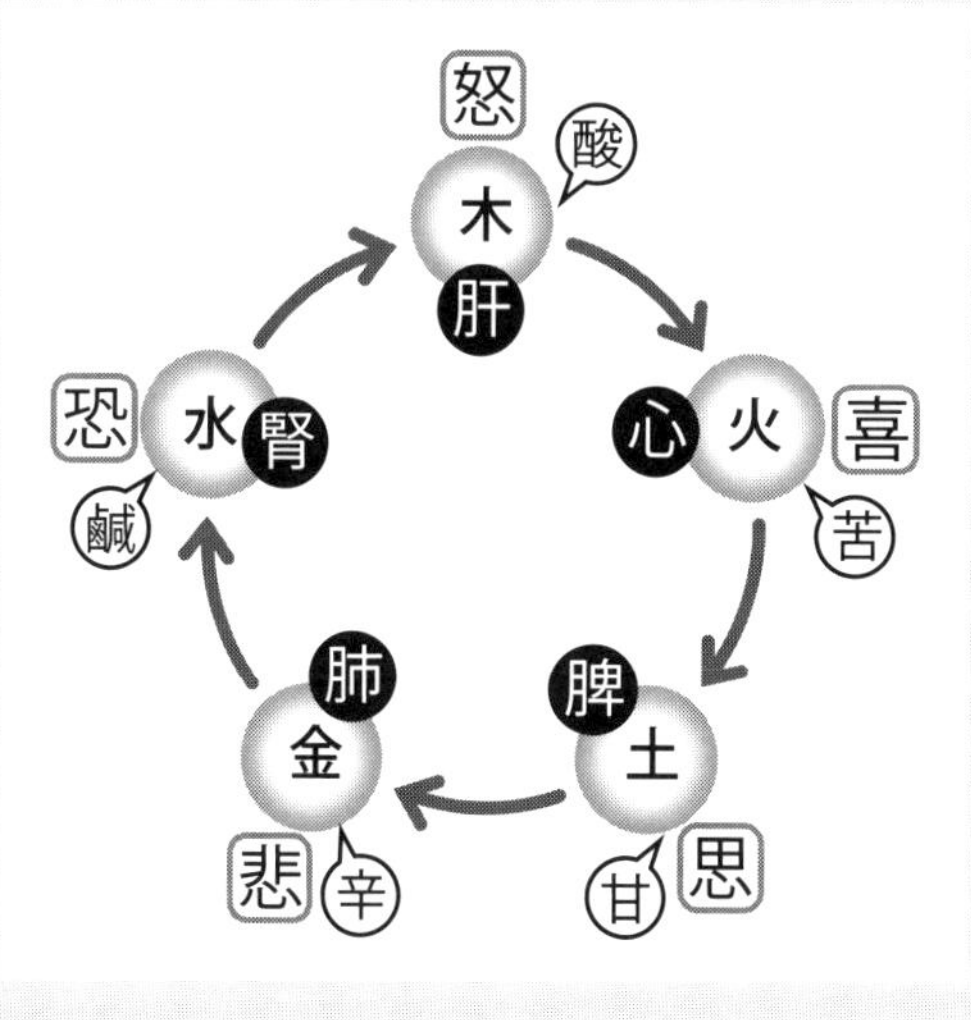

COLUMN

佐する「小腸」が乱れると、「舌」が荒れます。

「喜」の感情が続き過ぎると心《しん》が乱れ、精神が不安定になり、不眠や多夢、動悸、無気力、躁うつなどが引き起こされます。

心《しん》は、「苦」味が滋養します。心《しん》が弱っていると、苦いものが食べたくなります。

一土一

土に対応する五臓の「脾」は、「胃」で消化された食物から精気を抽出し、それを全身に運びます。「胃」が不調だと、「口」にブツブツが出たり、唇が乾「燥」したりします。

「思」の感情が過ぎて、クヨクヨ悩んだり考え過ぎたりすると、食欲不振や消化不良など、お腹の不調が引き起こされます。

脾は「肌肉《きにく》」（筋肉や肌）も司っていて、脾が弱ると、たるみやむくみが生じます。

脾は、「甘」味が滋養します。脾が疲れていると、甘いものがほしくなります。

金

金に対応する五臓の「肺」は、呼吸によって空気から気を生成し、また、肺を補佐する「大腸」は食べ物から気を生成し、その気を全身に届けます。また、代謝などで生じた老廃物を排出する働きも担っています。

肺や大腸が乱れると、「鼻」に吹き出物が出やすくなります。

「悲」しみや憂いが続くと、肺が弱り、呼吸が浅くなり、呼吸困難や咳のほか、体力が落ちて疲れやすく、顔色が「白」くなります。

肺には、「辛」味が栄養を与えます。肺が弱っていると、辛いものが食べたくなります。

水

水に対応する五臓の「腎」は、生命を維持するためのエネルギーを貯蔵し、ほかの臓器に供給しています。その働きを補佐するのは「膀胱」で、腎で生成された余分な体液を尿として排出し

COLUMN

ます。内分泌系も管理し、生殖能力や老化現象と密接に関わっていて、乱れると更年期障害や白髪、耳が聞こえない、耳鳴り、不妊などの症状が引き起こされます。また、老廃物が貯まり、顔色が「黒」ずんできます。

また、「恐」れは腎にダメージを与え、老化を早めます。

腎は、「鹹《かん》」（塩味）が滋養します。腎が弱っている時は、塩味のものを食べたくなります。

第3章

手相：
運と愛をつかみとれる
手相への変え方

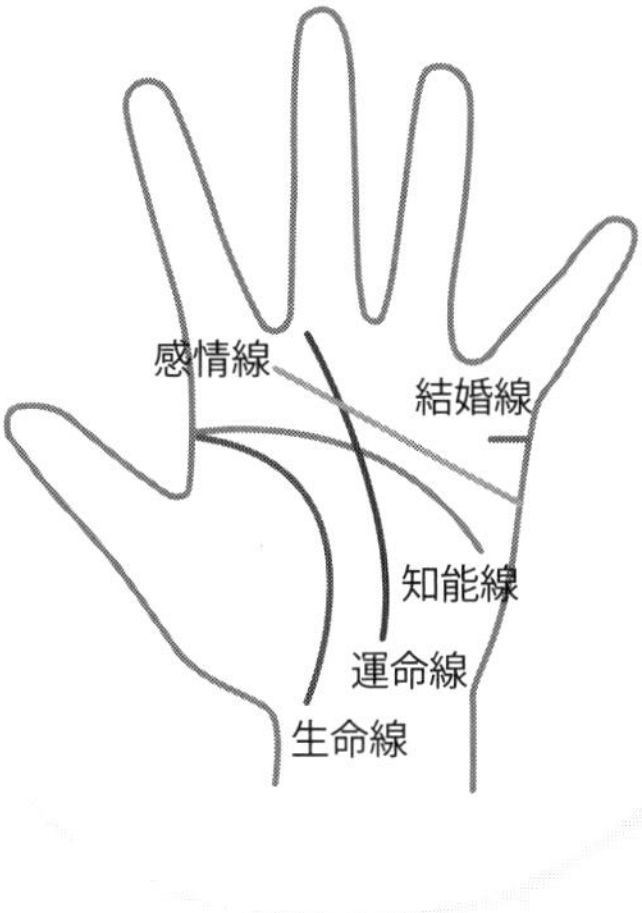

✴ あなたの手には現在、過去、未来が記されています！

手のひらに刻まれた、縦横に走る線は、ただのシワではなく、あなたを映し出す鏡のようなものです。過去の出来事や今のあなた、そしてそこから導き出される未来が記されているのです。また、持って生まれた才能や個性、チャンスがいつごろくるか、危険のシグナルなども描かれています。

チャンスのサインを見つけたら、それをつかみ損ねないようシッカリ準備を整えておきましょう。逆に危険信号が出ていたら、「え〜イヤだ〜」と目をそらすのではなく、それに対する注意を心がけ、自分の思考・行動のパターンをチェックしてみるといいですよ。あなたが変われば、それに呼応するように手相は変化し、そして、未来も変わるのです！

旧約聖書に手相についての記述があります。「神は人々の手に印を置き賜えり。それによりて、すべての人々に、彼らの天分（使命）を知らしめんがためなり」（ヨブ記37章第7節）。

手のひらに記された手相は、神からのメッセージであり、私たちがより良い人生を歩んでいけるようにとの贈り物なのです。それを読み解き、あなたらしくイキイキと生きていきましょう！

✴右と左、どちらの手を観るの？

右手と左手の相、似ているけれど微妙に違うという方もいれば、ほとんど同じ、全然違うという方もいると思います。「その違いは何なの？」「どちらの手を観ればいいの？」などと疑問に思われるのではないでしょうか。

手相家によっていろんな見方がありますが、私は両手を観るようにしています。左は先天的な才能や運勢、精神面が色濃く出ている、右は後天的な運勢、現実が反映されていると観ています。後天的な現在の状況を示す右手

◆左手

先天的な才能や運勢、精神面の表れ。精神的に変化すると、左手の手相も変化する。

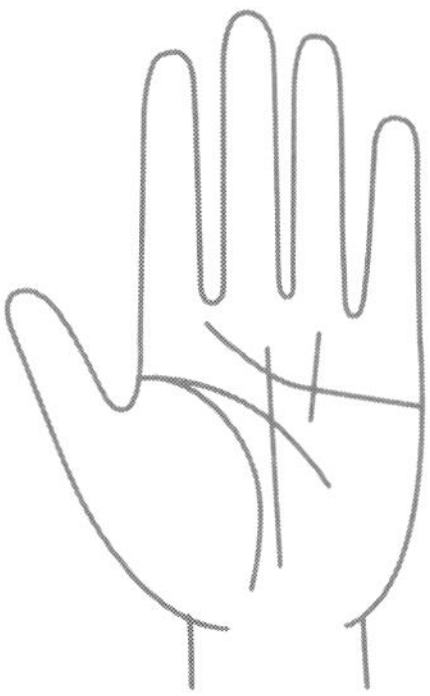

◆右手

後天的な運勢、現実の表れ。行動や生き方を変えればドンドン変化させられる。

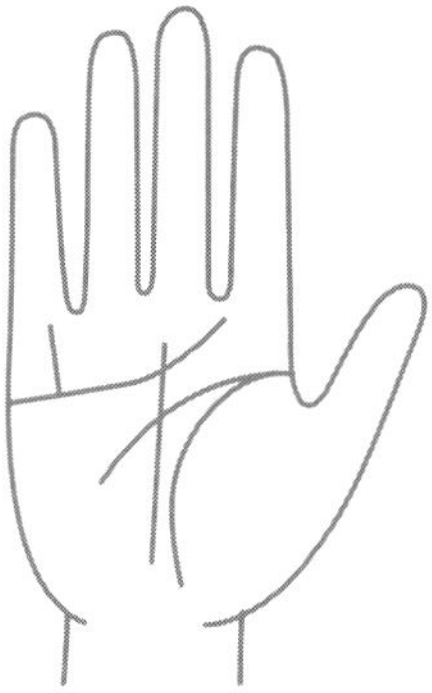

は、実際の行動パターンや生き方を変えていくことでドンドン変化させていくことができます。

では、先天的な左手の手相は変わらないのかというと、そうではありません。生まれ持った才能、自分の天分を知り、それを活かしたい！と意識して、精神的な変化が起きると、左手も変化していきます。そして、左手の変化に呼応するように、右手もまた変わっていくのです。

右手と左手、どちらかがより重要などの優劣はありません。両方のメッセージを総合的に読み取っていくことが大切です。

本書に掲載している手相図は左手ですが、右手にもあてはめながら読んでみてください。

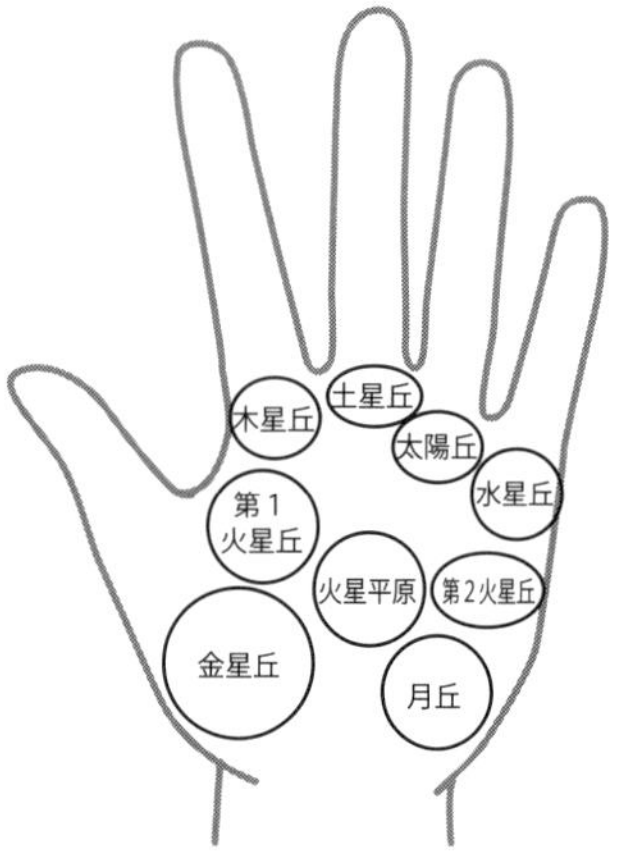

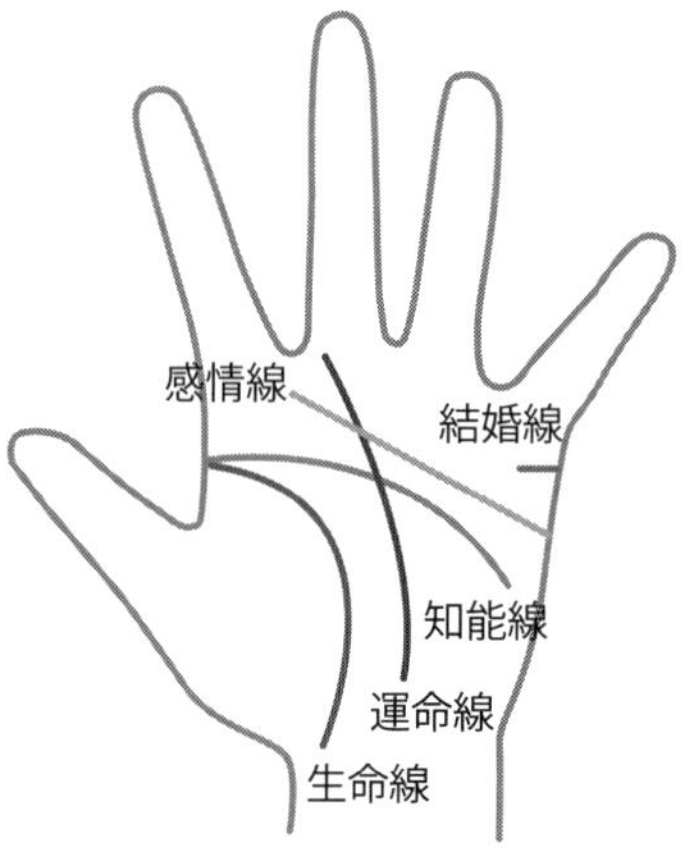

仕事運

1

持っている才能、能力を発揮するためには!?

手の中央を横に走る線は、「知能線」といい、その名前が示す通り、智恵や知識、判断力や天分の才能を表しています。この線、真ん中に陣取っているだけあって、ほかの線を支配しコントロールするほどの力を持っています。

いかに体力のある生命線や、ぐんぐん伸びる運命線の持ち主であろうと、この知能線に島があったり、キレギレ、鎖状などという状態だと、残念ながら人生の発展・成功は望めません！　精神が不安定でウツ傾向、マイナス思考になりやすい。まだ、何も起きてもいないのに、恐れや不安を募らせます。

逆に、知能線に勢いがあれば、ほかの線に問題があっても、その人の能力・知力・天分の才で、運は開けてきます。

◆知能線

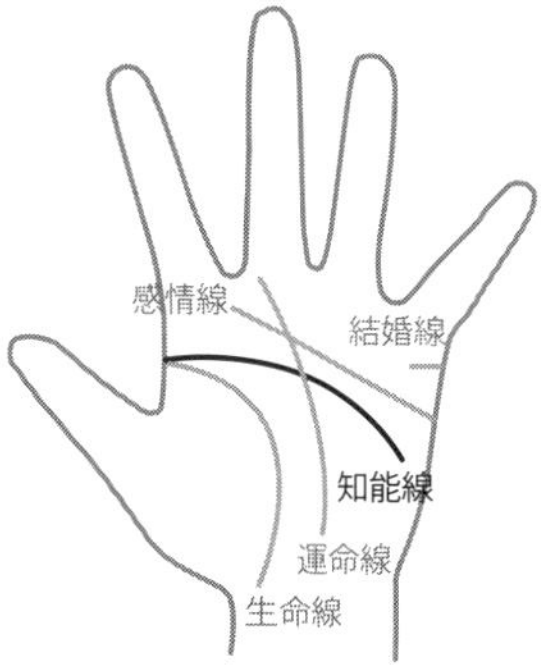

あなたの今の現状は、あなたの思考がつくりだしたものです。ネガティブなマイナス思考は、ネガティブな出来事を引き寄せます。要注意です！

さて、乱れた知能線は、一生、このままなのでしょうか？　成功できず、この線のようにヨレヨレの人生を歩むしかないのでしょうか⁉

いいえ、そんなことはありません。大丈夫です。手相は変わります。

あなたが変われば、変わるのです！　では、どうすれば、何をすればよいのでしょうか？

◆島、キレギレ、鎖状の知能線

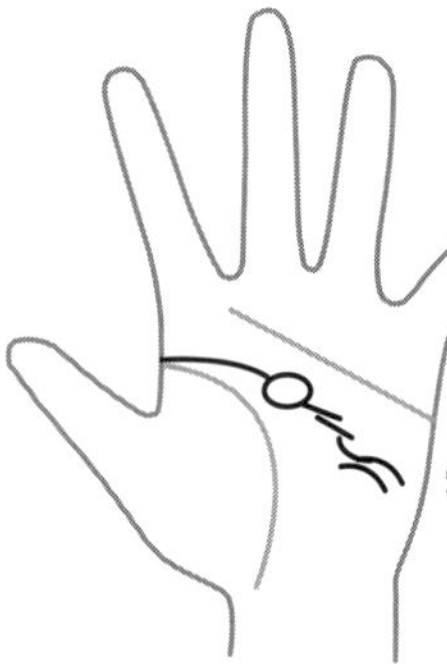

✴こうすれば知能線は変わる！

イマイチな手相の方に、「手相は変わるので、大丈夫ですよ」とお伝えすると、ほとんどの方が、「じゃあ、ボールペンで良い線を書こうかしら」と、おっしゃるのですが、なかなか書くぐらいでは変わってはくれません。では、むりやりプラスのことばかり考えて、言葉にすればいいのでしょうか？

確かに、言葉は言霊。ネガティブな言葉を言い続けるよりは、素敵な言葉のほうがいいのは確かなのですが、もっと根本的なところを変えたほうが、確実に手相は変わります。

体を変えるのです。特に「腸」、ココをビシッと良好な状態にすると、手相、特に知能線は変わります。

実は、「腸内環境は、人の思考や行動にも影響している」という研究結果があります。腸と脳は、神経系や情報伝達物質（ホルモン、サイトカインなど）と受容体を介し、ネットワーク「腸脳相関」を形成しています。そこには腸内常在菌が強く関わっており、脳の発達思考や行動に影響しているというのです。

そして、腸は第2の脳ともいわれています。セロトニンは、幸福物質と呼ばれ、気分を安定させ、うつな気分を晴らしてくれます。このセ

◆腸脳相関

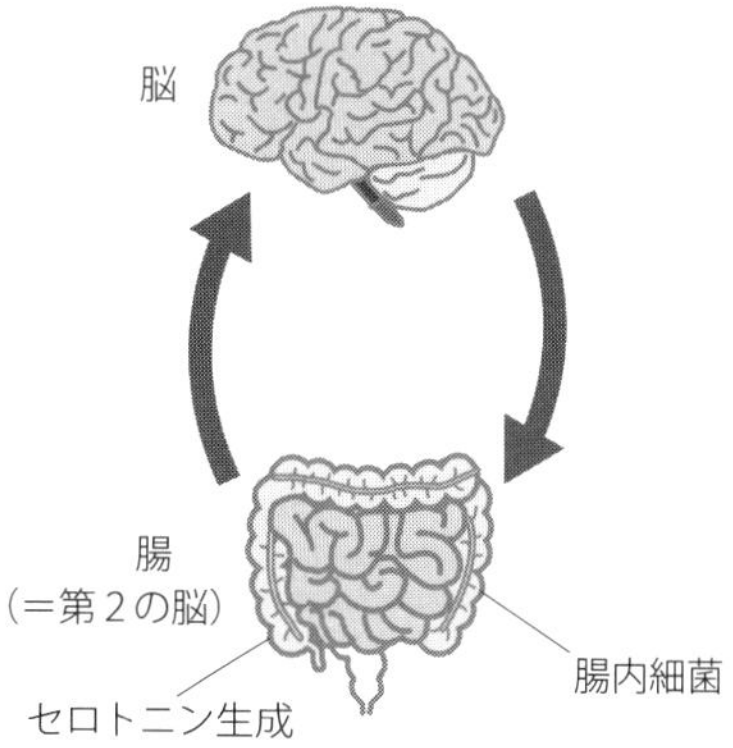

ロトニンが減少するとネガティブ思考へと突き進む！ということのなのですが、腸は、このセロトニンの95％を生成しているのです。

腸は、単に消化・排泄を担うだけでなく、脳とガッチリ連携しているのです。腸が乱れると脳の働きが阻害され、思考や行動、健康を乱し、島や鎖のあるキレギレの知能線をつくってしまうのです。

持てる才能を発揮し、健康を手に入れるためにも、腸を整えていきましょう。

腸内環境の整え方は、「唇が歪んでいると、人に心を閉ざしがち…」（63ページ）、「眉間に縦ジワがあると、親しい人とトラブルが起こりがち」（１０３ページ）、「親指の下がふっくらしていると、子宝縁が強いです」（１５６ページ）、「宿便注意報が出ている手相、運気ガタ落ちですよ」（１７０ページ）にも紹介していますので、参考にしてください。

目指すは、乱れのないビシッと太い、綺麗な知能線です。

Point!

腸を整えて、自分の才能を開花させる！

仕事運

2 運命線の乱れは、運気が停滞、トラブル注意。

中指に向かって伸びる線を「運命線」といいます。運命線から、その人の社会との関わり方、特に仕事運の流れが読み取れます。

太くしっかり伸びている運命線は、仕事運が良好で、順調な運気です。トラブルが起きても、それをのり越えていく強さを持っています。自分がどのような人生を歩みたいのかわかっていて、それに向かって力を注いでいる方です。

運命線に乱れが出ている方は、人生の流れにも滞りが起きます。キレギレの運命線の方は、仕事がコロコロ変わったり、住まいやパートナーにも変化変動が起きやすく、波乱の多い人生です。

運命線上に島やバツ印などの障害線がある人は、失

◆運命線

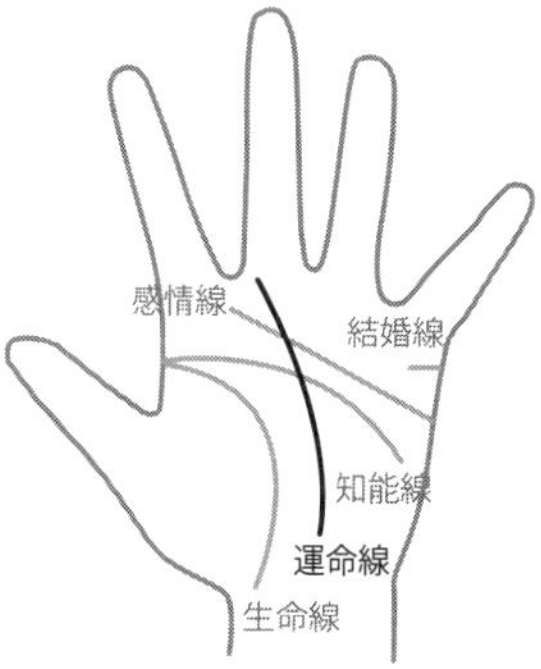

敗や生活の破たんなど、様々なトラブルにみまわれます。運命線の先端に障害線があると、生活を根本から変えなければいけないほどのダメージを受けることを示し、感情線の交差しているところに障害線が出ていると、恋愛問題に注意、仕事にまで影響が及ぶでしょう。知能線と接していると、判断ミスで立場を失う可能性があります。下部に表れていると、幼少期を恵まれない環境で育ったことを示します。

このように、かなり困ってしまう障害線ですが、運命線は意識の変化や努力で変えやすい線です。「もうダメだ～」と、あきらめずビシッとした運命線に変えていきましょう。

◆島、バツ印、キレギレ、障害線のある運命線

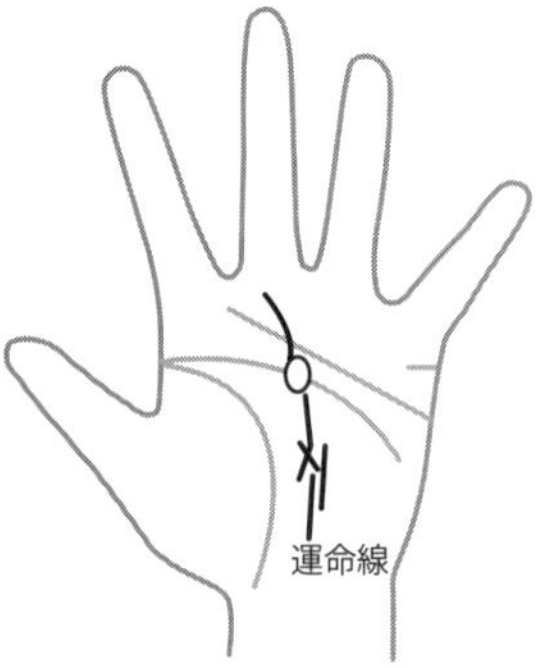

✴良好な運命線のつくり方

●運命線のマッサージ

運命線がスムーズに伸びるように、通り道をやわらかくしてあげましょう。

手の下から中指に向かって、こすり上げてください。マッサージをする時は、自分の運が明るく伸びていくイメージをもって。プラスの思考は喜び事を引き寄せます。自分の夢や目標が叶うことを想像しながらやってみてください。気持ちもどんどん前向きになってきますよ。

✴運命線の通り道にある内臓を整える

運命性が通っている場所は、手の反射区で小腸と太陽神経叢にあたります。

小腸の整え方を「眉間に縦ジワがあると、親しい人とトラブルが起こりがち」（103ページ）に紹介していますので、参考にしてください。

また、太陽神経叢《たいようしんけいそう》を整えることも大切です。太陽神

◆小腸と太陽神経叢の反射区

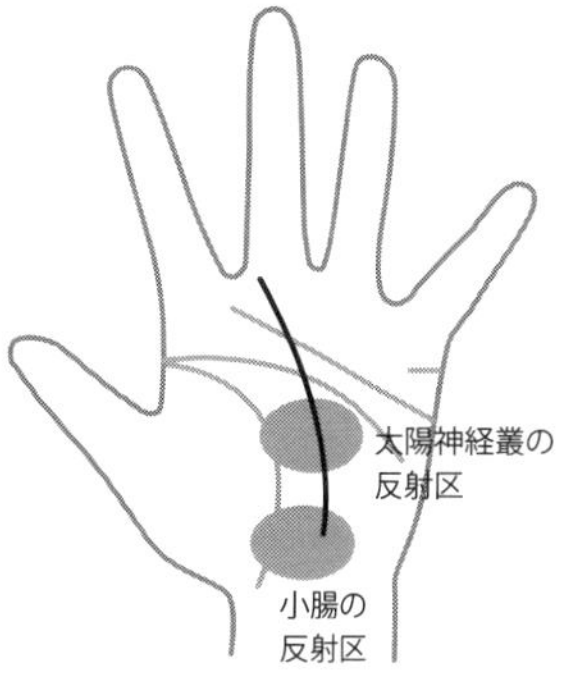

◆運命線のマッサージ

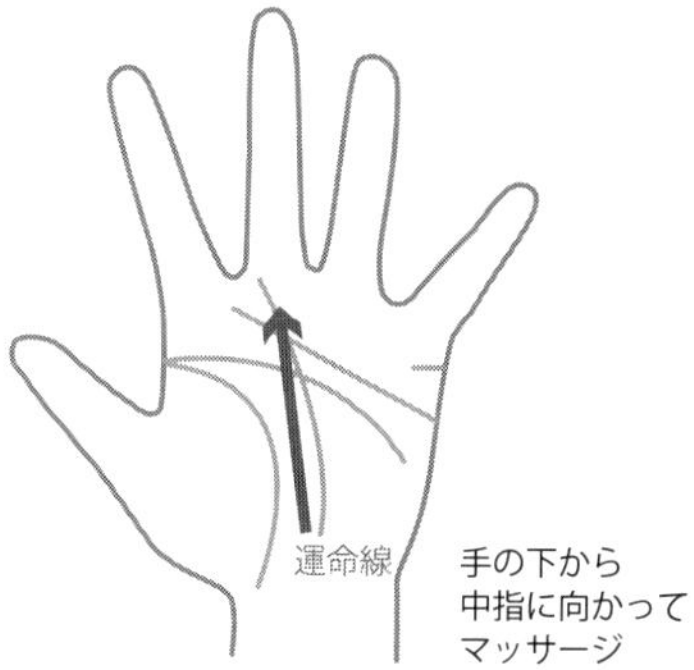

経叢は、みぞおちの奥、胃の裏側にあり、自律神経の大きなカタマリです。そのカタマリから肝臓、胆のう、胃、小腸、腎臓などに伸びている神経が太陽光線のようなので、そう呼ばれています。

太陽神経叢の働きが乱れると、コントロールを受けている各臓器の機能も乱れます。肝臓が乱れると、解毒・浄化ができず、疲れやすくなります。胃や小腸が乱れると、栄養を充分に吸収できませんし、腎臓が乱れると、老廃物を排出できず、体に毒素が溜まっていきます。

このような状態では、ここぞ！という時に踏ん張りが効かず、チャンスを逃してしまいます。ウツウツと悩みがちで、人生の歩み方にも迷いが生じます。これでは、運命線が乱れてしまうのは当然といえば当然です。太陽神経叢を整え、きれいな運命線をつくりましょう。では、その整え方です。

●白湯を飲んでお腹を温める

太陽神経叢は、胃の裏側にあるので、温かいものを胃に入れてあげると、太陽神経叢がその熱を受け取り、温まります。そうなると、各臓器への指示伝達もスムーズになります。

特に朝、白湯（一度沸騰させたお湯を適度に冷ましたもの）を飲むのがおススメです。夜の間にたまった老廃物を排出する午前中に、白湯を飲んで神経を活性化させることで、毒素排出が促進されます。

◆お腹を鍛える簡単エクササイズ

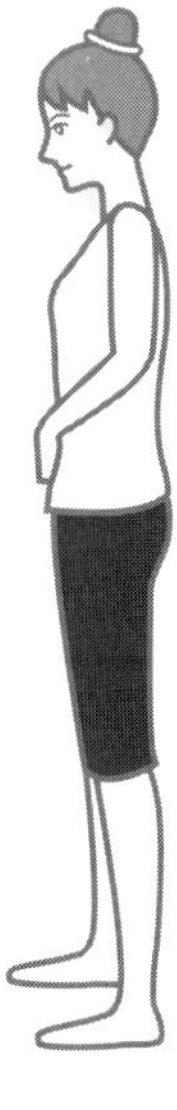

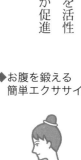

●お腹を鍛える簡単エクササイズ

①肩幅に足を開き、立ちます。肛門括約筋に軽く力を入れます。
②お腹に両手のひらを当てます。
③お腹を膨らませます。次にへこませます。この動きを1秒間で行います。これを100〜300回行います。
＊生理中はお休みしてください。

Point!

しっかりした運命線で、仕事運が花開く！

仕事運

3

本当にやりたいことがわからなくなっている手相。

運命線は、仕事運が表れる線ですが、ここが上に向かって細く、消えかかっている方は、自分の夢や目標がわからなくなっています。「本当に望んでいることはなんだろう」「私は何をしたいのだろう」「全力を出せるのは、どんな仕事だろう…」と、モヤモヤとした葛藤を抱えています。「今の仕事は私には向いてないのかも、ほかにもっと合う仕事があるのではないか？」そんなふうに思いながら仕事をしていても、不完全燃焼で仕事運も伸び悩みます。迷っている気持ちを反映して、運命線も細くヨレヨレになってしまいます。

これが私の歩む道！と、イキイキ人生を歩んでいくために、太くしっかりした線にしていきましょう。

◆運命線

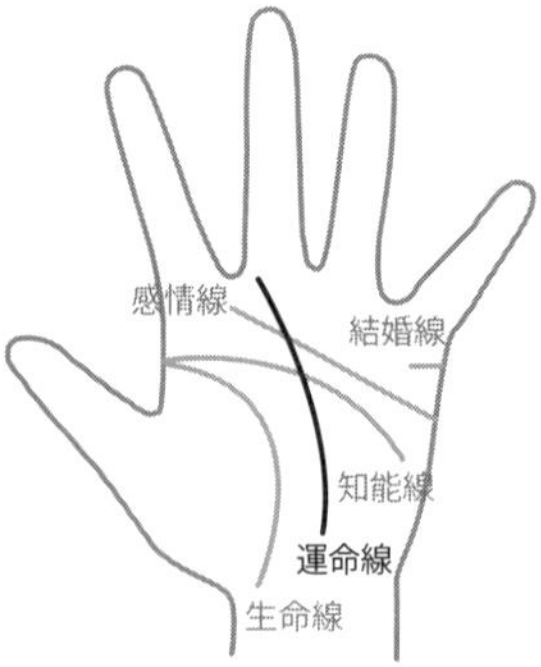

✴運命線の整え方

細く消えかかったような運命線の方は、トラブルが起きないよう周囲に合わせ、自分の思いをのみ込みがちです。それを続けていると、あなたの夢や真の望みはいつしか胸の奥深くに閉じ込められ、それらが存在していることすら気づかなくなってしまいます。

ヨレヨレの運命線をしっかりしたものに変えていくには、あなたの真の気持ちを表に出す必要があります。そして、出てきたその思いを叶えるために行動するのです。

最初の一歩は、不安や恐れを感じるかもしれません。しかし、それをのり越えて踏み出すことで、運命線もしっかりと伸びていきます。恐れは脇において、動いてみましょう。

✴自分の真の望みを聞くためには？

自分の真の望みを聞くためには、まずは、頭に浮かんだこと、心に思ったことを可能な限り叶えてあげることが必要です。「ケーキが食べたい」と思ったら、ダイエット中でも食べましょう。「映画を観に行きたい」と感じたら、時間がなくてもなんとか時間をつくって観に行きましょう。

「そんなことをして何がわかるの?」と、思われるかもしれませんが、これが内なる自分との関係性を取り戻すための第1歩。ずーっと無視され続けてきた内なる自分は、あなたを信用していません。「どうせ、言っても無視するんでしょ。聞いてもくれないのに、話しても無駄だわ」と、思っています。そんな相手に、「私の真に求めているものは何?」と直球で聞いても、教えてはくれません。「はぁ〜何を今さら!」って感じです。すねて頑《かたくな》になってしまった心を、解きほぐしていく必要があるのです。

そこで、「ケーキが食べたいな〜」という、つぶやきをキャッチして実行してあげると、内なる自分が「ん!?」と反応します。「映画が観たい」という願いを叶えてあげると「え!?…」と、少しずつコチラを向いてくれるようになるのです。

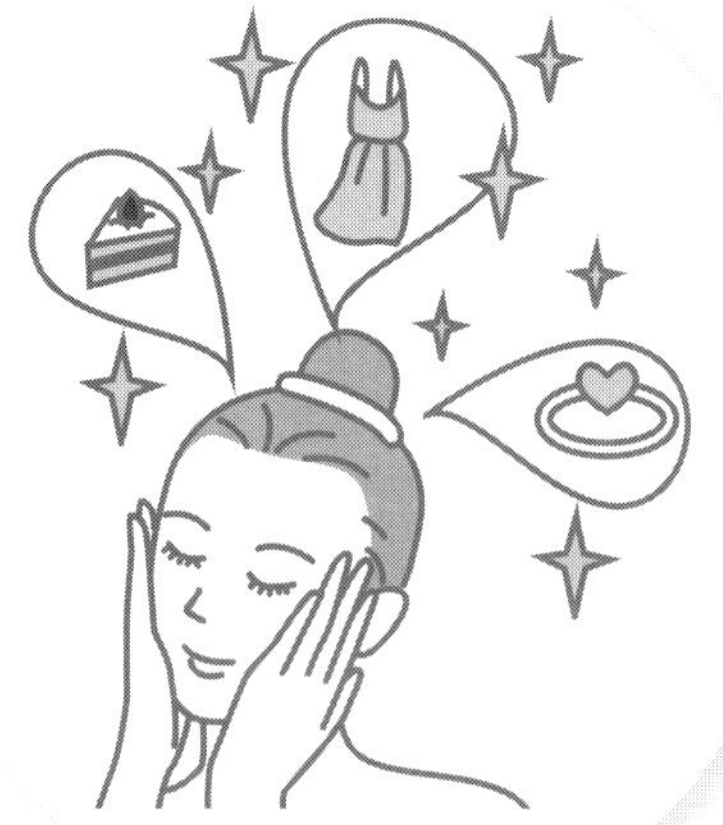

そうして薄皮をはがすように心のブロックを外していくと、ある日突然、「これこそ私が真に望んでいること！」というのが観える瞬間が訪れます。「親の勧めで安定した企業に勤めてみたけれど、本当は料理人になりたかったんだ」「才能があるわけでもないしと忘れていたけれど、私、作家になりたいと思っていた」と、自分の願望が湧き上がってくるのです。

その思いに素直に従って動こうと腹を括った時、運命線は変わります。自己実現に向けて、しっかりとした線に変わるのです！

ぜひ、あなたの内なる声を聞いてあげてください。内なる自分は、あなたがあなたらしく生きていくことを心から望んでいるのですから。

良好な運命線のつくり方は、「運命線の乱れは、運気が停滞、トラブル注意」（129ページ）に紹介していますので、参照してください。

Point!

ピシッとした運命線で、あなたが望む人生が手に入る！

恋愛運

4

✴血色が悪い手のひらは、異性運がない。

占い鑑定で独身の方からよく聞かれる質問が「私、結婚できますか？」です。いつの時代も、結婚は重要な関心事のようです。

「職場は女性が多くて、あまり出会いのチャンスがないんです。会社の男性はほとんど既婚者。合コンやお見合いパーティにも行ってみたりしているのですが、なかなかいい出会いがなくて。お見合いをしても、どうもシックリこないし…。私って恋愛運、結婚運が悪いのでしょうか？」

結婚運が薄い手相は、確かにあります。恋愛の傾向や結婚の時期などが表れる「結婚線」がない方や、反対にたくさん結婚線が刻まれている方、恋を邪魔するように障害線がある方、線が青くなっている方などです。

◆結婚線

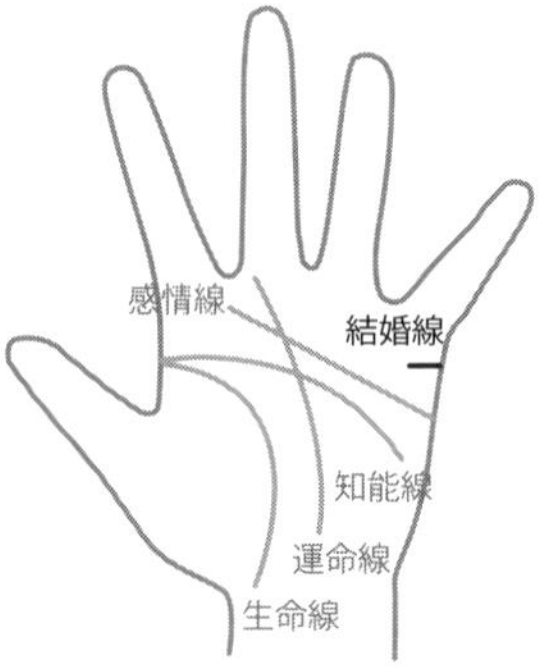

結婚線がない方は、ご縁がないというより、恋愛や結婚以外のことに夢中になっている方が多いようです。デートの約束をしても、仕事が入ったらそちらを優先します。優先順位が低いので、積極的に出会いを求めて活動などもしません。

反対に、たくさんの結婚線がある方は、出会いのチャンスは多いけれど、同時に複数の人を好きになり、一人の人に絞り込めない傾向があります。魅力的でモテるタイプが多いのですが、迷っているうちに婚期を逃してしまうようです。

イマイチな異性運をアップさせるには、土台を変えていくことが必要です。ご縁が薄い方の手のひらは、血色が悪く、青白くなっています。幸せな結婚運を引き寄せる手のひらは、薄くピンクがかっています。幸せな恋をしている人のお顔が色ツヤ良く、ピンクのオーラをまとって見えるのと同じで、手のひらも血色が良いと、素敵な恋愛をつかむことができるのです。

手には、脳の3分の1にも達する神経が通っています。手が感じた刺激は、脳に伝わりやすいそうです。手の血行が良くなり、神経のコントロールがスムーズになると、脳も良い刺激を受け、活性化します。思考がクリアになると、異性をみる目も育ちますよ。

血行を良くし、手のひらを桜のような薄ピンクにして、恋愛運、結婚運を高めましょう！

●手のひらの血行を良くするツボ「八邪《はちじゃ》」を刺激

指と指の間の水かきの部分に、手の血行を良くするツ「八邪」があります。左右合わせて8個あります。

①お祈りをするように手を組みます。ツボとツボがぶつかり合うようにします。
②ギューッと力を込めたりゆるめたりを、数回繰り返します。

◆八邪

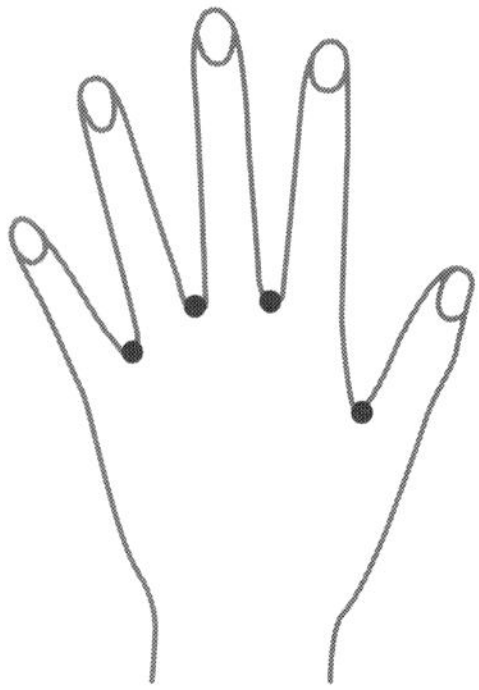

「八邪」の「邪」とは、寒さの「寒邪《かんじゃ》」、冷たい風の「風邪《ふうじゃ》」、湿気の「湿邪《しつじゃ》」などの外邪《がいじゃ》（環境変化による害）のことです。「八邪」を刺激することで、「邪」の侵入を防ぎ、血と気の巡りが良くなります。

Point!

薄ピンクの手のひらにして、恋愛運・結婚運アップ！

恋愛運

5

結婚線が下を向いている人は、自分で恋愛運を遠ざけています。

「結婚線」は、名前のごとく、「いつ頃、結婚できるのか？」「どのような結婚生活を送れるのか？」「一人の人と一生、添い遂げられるのか？」など、その方の結婚運がわかります。

理想的な結婚線は、クッキリと明瞭で、感情線に並行して出ている線です。この手相の持ち主は、一生添い遂げられる運命の相手と出会い、幸せな結婚ができる可能性大！　両方の手に出ていれば、さらに確率は高まります。

しかし、幸せな結婚を目指し、努力しているにもかかわらず、なかなか上手くいかない結婚運の方がいます。それは、感情線に向かって先端が下降している結婚線です。すでに結婚している方がこの手相の場合、結婚生活に不満を抱えています。この線が感情線を突き抜けていると、相手への愛情が冷めきって、離婚が

◆下降している結婚線

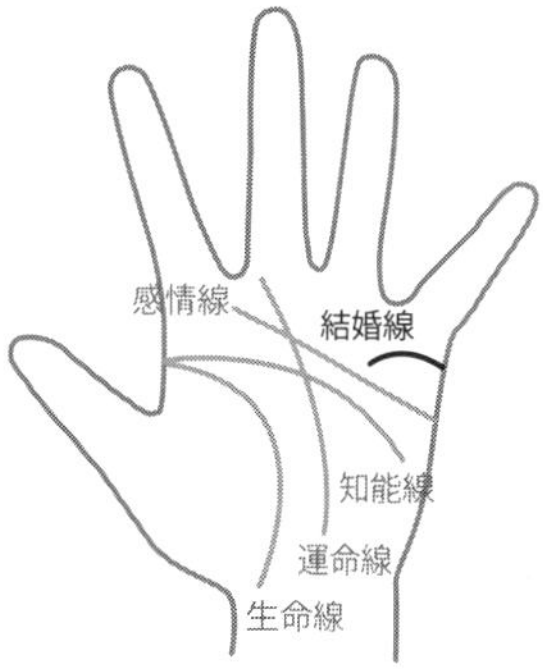

目の前のです。そうなる前に、夫婦が互いに結婚生活を見直し、改善に努めれば、下向きの線は薄くなり、まっすぐに変わって行きます。

未婚の方がこの結婚線をお持ちの場合、結婚に対して、心のすみっこにマイナスのイメージを持っています。頭では、結婚を望んでいても、そのマイナスイメージが二の足を踏ませるのです。「結婚したら自由がなくなる」「自分を犠牲にして、家族のために頑張らなければならない」「結婚をしたら親族付き合いが面倒そう」などのネガティブな思いが、結婚へ向けて頑張っているあなたの足を引っ張るのです。

あなたの心に居座っている、結婚に対するネガティブなイメージを払拭し、幸せな結婚をつかみましょう！

✴上向き結婚線のつくり方

●結婚線のマッサージ

結婚観がネガティブな人の手は、硬く血流が悪く

◆結婚線と水星丘

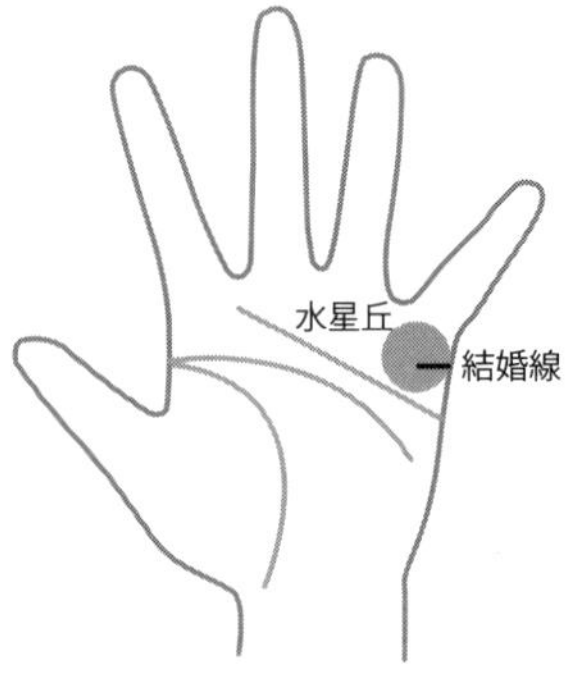

なっています。特に、小指の下「水星丘」、結婚線が走る場所です。ここのマッサージを毎日続ければ、血の流れが良くなり、後ろ向きの結婚観も前向きになりますよ。

①水星丘を揉みほぐします。
②始まりから横に向けてこすります。少し上向き加減にしてください。

●運をおすそわけしてもらう

結婚に関してネガティブなイメージを持っている方は、子どもの頃から見てきたご両親の関係が影響していることが往々にしてあります。ご両親がケンカばかりしていたり、お母さんが、お姑さんとの間で苦労している姿を見ていると、結婚は苦労をもたらすものとしか思えなくなってしまいます。そのイメージが、無意識のうちに結婚にブレーキをかけてしまうのです。

自分の人生にはパートナーが必要ないと心底思っているのであれば、それでもいいでしょうが、素敵な人と共に幸せな人生を歩んで行きたいと望んでいるのなら、このネガティブなイメージを書き換える必要があります。「結婚っていいな～」と思うようになると、グングン結婚に近づきます。下を向いていた結婚線も上向きになってくるのです。

その書き換え方ですが、素敵なご夫婦にたくさん接するのです。たくさんといっても、何組ものパートナーを探さなくてもいいですよ。たったひと組でもいいのです。幸福そうなご夫婦に接することで、今までの結婚観が変わってきます。

そして可能ならば、幸福な結婚をしている方から、何か身につけられるもの、アクセサリーなどをいただいてください。または、お買い物に付き合ってもらって選んでもらうのもいいですね。その方の幸福なエネルギーをおすそわけしてもらうのです。

幸せの波動があなたの中に流れ込んでいくことで、結婚線も上を向いてくれますよ。結婚から目を背けず、ピシッとまっすぐ伸びた結婚線のように、運命の相手に会いに行きましょう。

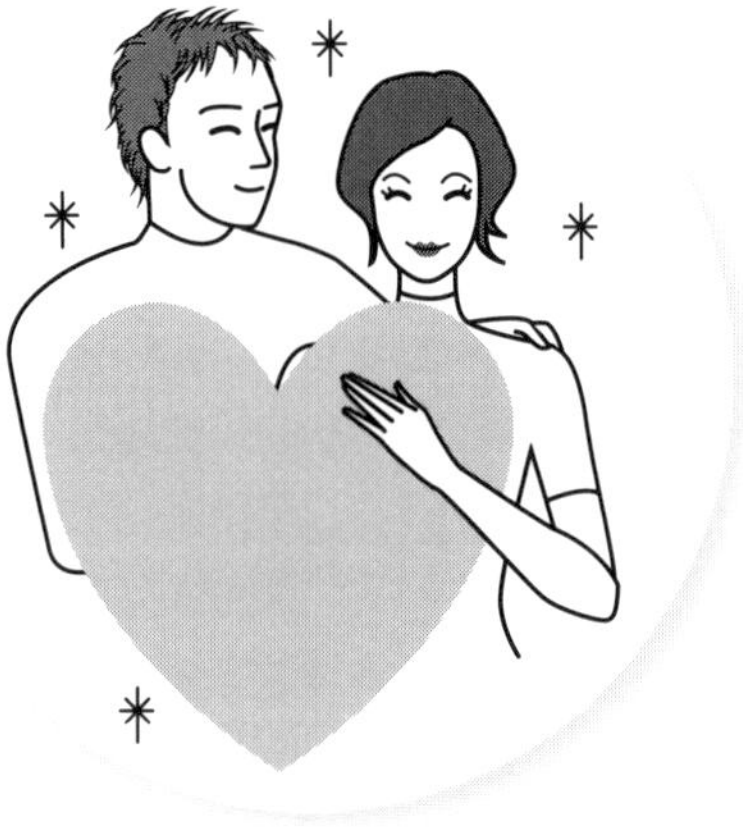

Point!

結婚線をまっすぐ伸ばして、ハッピーな結婚ゲット！

金運

6 ヨレヨレの財運線は、お金が入ってきても出て行きます。

小指の下のふくらみを「水星丘」といいます。この水星丘に表れる、小指に向かって伸びる線を「財運線」といいます。

財運線は、金運の善し悪し、特に蓄財能力があるかどうかをみます。

線の長さも大切ですが、それより、強くハッキリ表れていて、まっすぐ小指を目指し伸びているのが吉相の財運線です。お金とのご縁が強く、現在お金をガッチリ持っているか、将来、大きなお金をつかむ運を持っています。お金を貯める能力も高く、ムダ金は使いません。

キレギレの財運線は、入ってきても出て行く状態。

◆水星丘と財運線

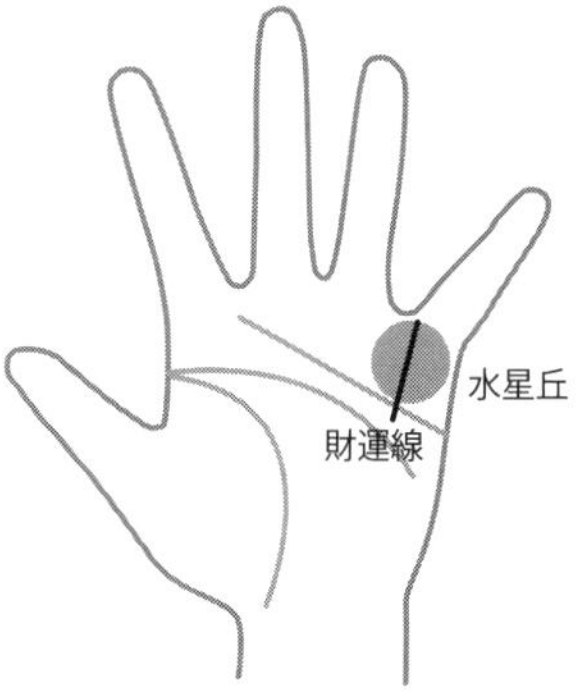

無駄使いが多く、なかなか貯金ができません。お金がないのは不安なので、大勝負に出て全財産つぎ込むなんてことはしませんが、小さな出費が積み重なり手元にはあまり残りません。衝動買いをしやすいタイプです。

蛇行している財運線は、クネクネした線のごとく、収入がアップダウンして不安定な状態です。少し貯まったかな~と思ったら、急にお金が入用になったりと、なかなか貯まらない状態です。

さてさて、こんな困った財運線。ビシッとした吉相の線に変えて、バッチリの金運に変えねば！ですね。

✴金運のいい手相のつくり方

お金の悩みがあると、「首が回らない」という表現をしますよね。悩みやストレス・不安、特にお金の悩

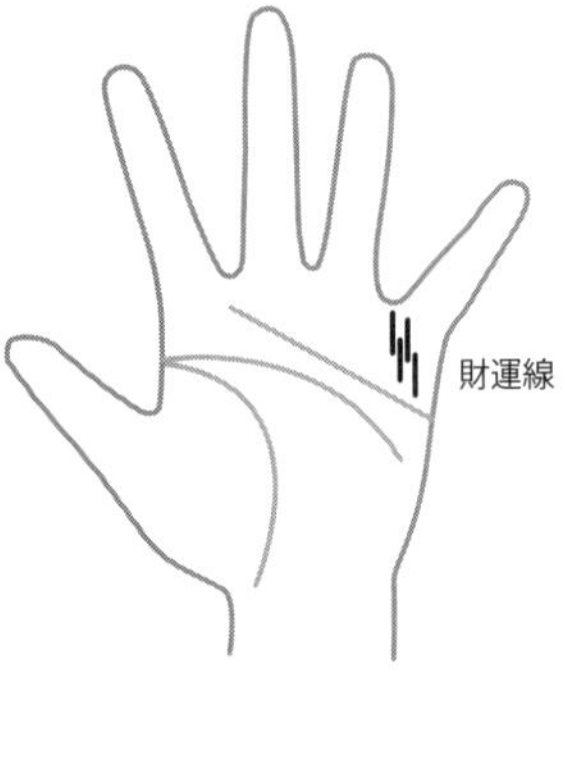

◆キレギレの財運線

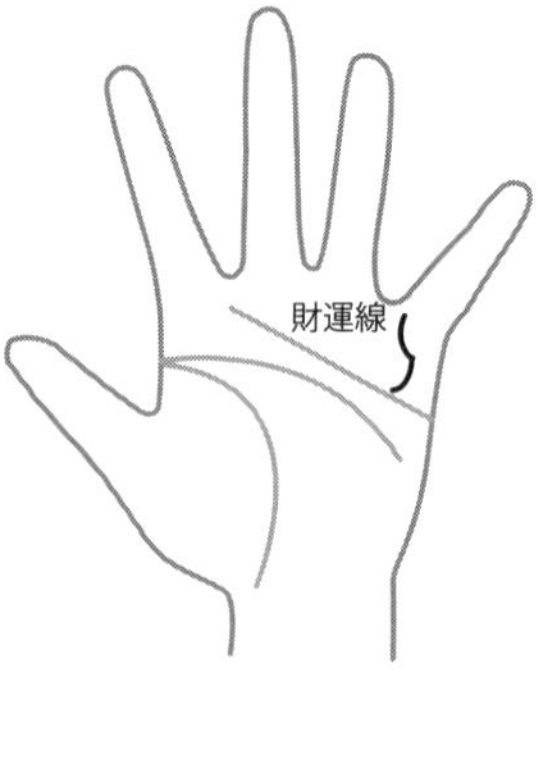

◆蛇行した財運線

みがあると、肩がグ〜ッと上がるように締まってきます。肩甲骨や鎖骨まわりの筋肉が硬くなり、動きが悪くなって、言葉通り本当に首が回らなくなるのです。

首には、脳に血と酸素を運ぶための動脈が4本通っています。右の椎骨動脈と内頸動脈、左の椎骨動脈と内頸動脈です。肩や首が緊張して硬くなると、首の動脈が圧迫され、血流が悪くなります。十分な血液が脳に届かないと、酸素不足になります。また、静脈も同じように圧迫されるので、老廃物が排出されず、脳の働きが悪くなってしまいます。

酸欠と老廃物で判断能力の落ちた脳では、キチンとしたお金の管理はできません。必要なものとそうでないものの判断ができなくなり、ムダ金が多くなってしまうのです。これでは金運はドンドン低下してしまいます。「首がコリやすいのよね〜。デスクワークのせいかしら」なんて悠長なことは言っていられませんよ。金運アップのため、ほぐさねばなりません!

ということで、コリ固まった首・肩まわりをほぐす、金運アップの体操です。

●鎖骨ストレッチ

鎖骨が固まると、首の動きが悪くなります。鎖骨をゆるめ、首の可動域を広げましょう。

①手を胸の高さに持ち上げ、指先を向かい合わせにします。
②その高さをキープして、横に水平に引き、開閉を繰り返します。
＊毎日5～10回行ってください。

●**僧帽筋ストレッチ**

僧帽筋は肩こりに深く関わる筋肉で、重い頭と、左右で10kgにもなる腕を支えているため、とても疲労が溜まりやすいのです。首の動きを良くするためには、僧帽筋の緊張を取ることが必須です！

①肩をグ～～～ッと上に持ち上げます。
この時、肩・首・顔の筋肉に可能な限

◆鎖骨ストレッチ

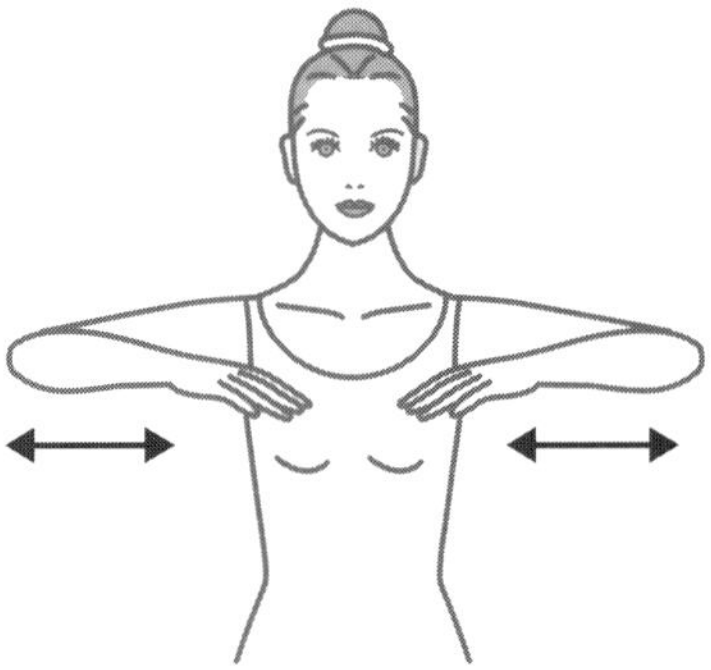

◆僧帽筋ストレッチ

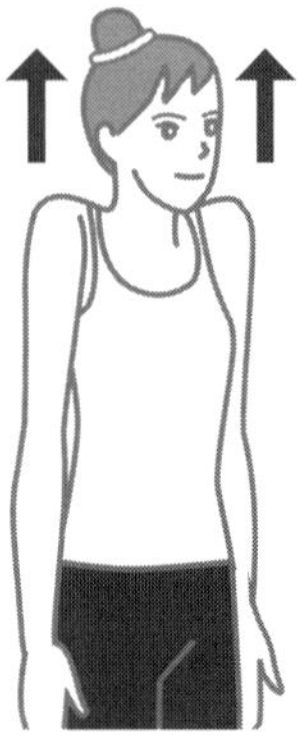

り力を入れます。顔はすべてのパーツを内側に集めるようにします。

②5秒キープして、ストンと力を抜きます。

＊毎日、2〜3回行ってください。固まって動きの悪い、鎖骨と肩甲骨がほぐれてきますよ。

◆僧帽筋

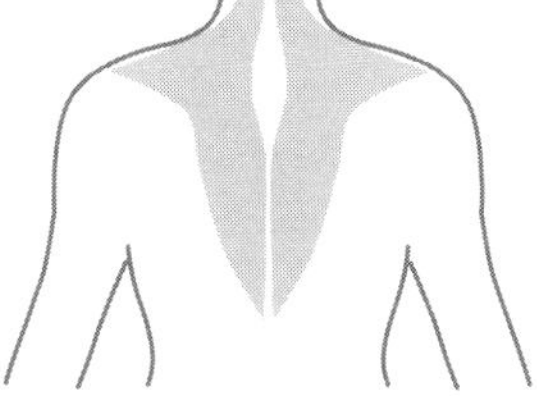

Point!

首こり解消でお金の不安が消える?! ハッキリした財運線を！

金運

7

稼げる方はこんな手相の持ち主です。

薬指の下に向かって伸びる線を、「太陽線」といいます。この線は、人生に対する幸福感や満足度が表れるところです。また、お金を稼ぐ力があるかどうかが表れます

そして、この線がどこから出発しているかで、自分に合った稼ぎ方がわかります。

①知能線から出発する太陽線

持っている才能を活かして財を得る人。社交的で、時代の波にのるのが上手いでしょう。表現力がありますので、メディアを上手に使えば稼げます。

②感情線から出発する太陽線

華やかさはあまりありませんが、技術職や事務など

◆太陽線①、②

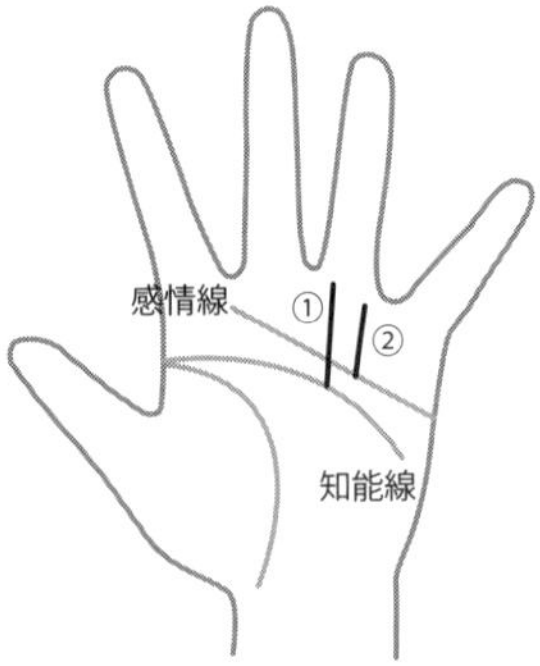

で周囲の評価を受け、コツコツと財を築いていけます。絵やお花、文学など芸術的なものに興味を持ちます。

③火星平原から出発する太陽線

努力家です。成功するまでいく度か苦労や困難が伴いますが、自力で中年以降に成功し、財を獲得するでしょう。

④生命線から出発する太陽線

才能豊かですし、努力家でもあります。障害線がなければ、仕事は順調で富や名声を得る吉相です。女性は責任ある立場に立つでしょう。

⑤金星丘から昇る太陽線

芸術的才能に恵まれ、金運もバッチリです。クリエ

◆太陽線③、④

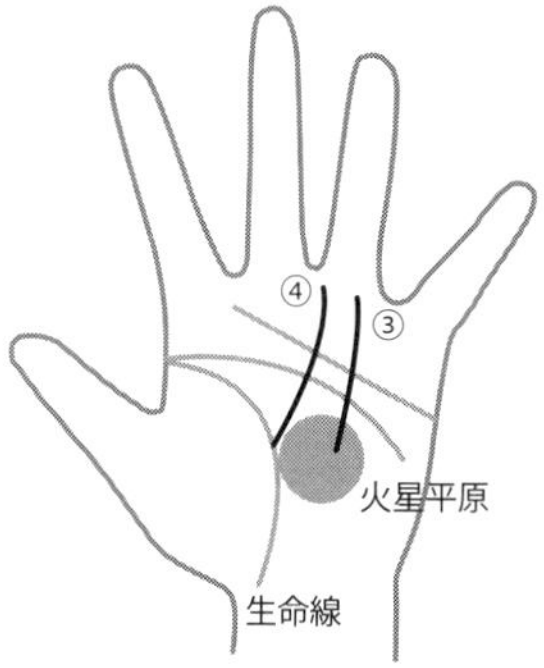

◆太陽線⑤、⑥、⑦

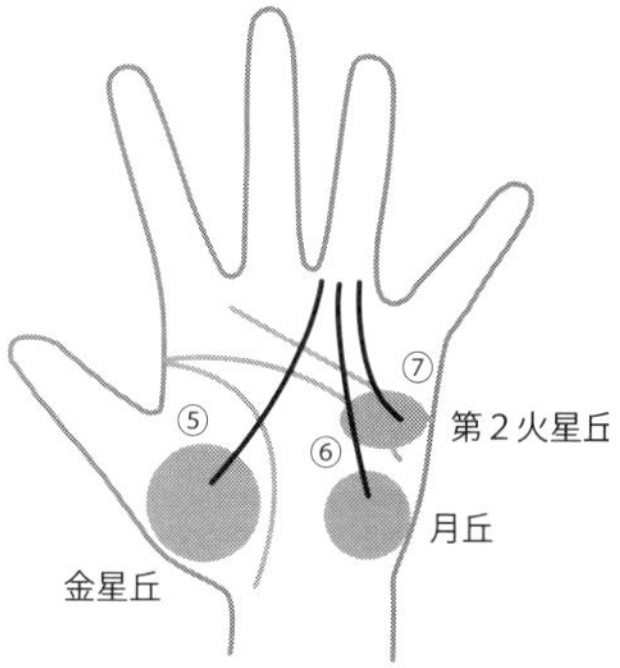

イティブな分野で成功し、財を築くことができるでしょう。

⑥月丘から昇る太陽線

人気運があり、芸能界など、華やかな世界に縁があります。会社にお勤めの方でも、引き立てを受けて出世するでしょう。

⑦第2火星丘から昇る太陽線

粘り強くコツコツ仕事にはげみ、裸一貫から確かな基盤を固めて財産を築くでしょう。技術的な仕事で運が開きます。また、接客業も向いています。

そして、さらに強運の太陽線があります。太陽線が二股に分かれている人は、豊かな創造力の持ち主。自分の才能を活かし、無から有を生み出して、お金を増殖していける方です。人気運も高いですね。三つ股やフォーク状の方も強いですよ。ご自分に合った方法で財を得ようとしたほうが、一番近道で楽に結果が出ます。

しかし、どこから出発していても、ハッキリとした線で、障害線がない太陽線が理想です。

太陽線に障害線があると、職業上のトラブルや、金銭的に大きなダメージを受けます。障害線から先の太陽線がしっかり昇っていれば回復できますが、その先が消えかかっているとダメージ後の回復が難しいので、障害線が出ている時期は要注意です。甘い話には、のらないようにしましょうね。

あなたの人生、障害線に阻まれることなく、財を獲得するため、太陽線を活性化しましょう!

✴太陽線の活性法

●太陽線のマッサージ

薬指に向かって、こすり上げるようにマッサージしてください。太陽線の道ができて、線が伸びやすくなります。

◆太陽線、太陽丘

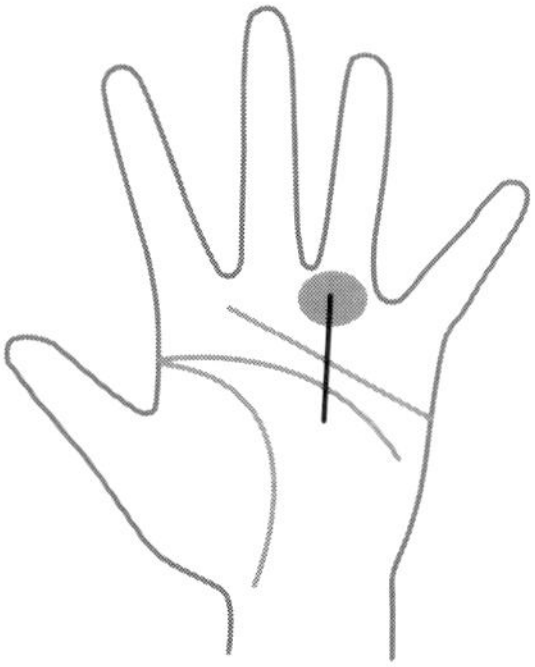

●肩と呼吸器のストレッチ

太陽線が目指す場所は「太陽丘」という場所で、手の反射区では肩と呼吸器のゾーンになります。肩こりや浅い呼吸は、太陽丘や太陽線に悪影響を与えます。くすみがあったり、ハリのない貧弱な太陽丘になってしまいます。やせた土地には良い作物が育たないのと同じで、貧相な太陽丘には、吉相の太陽線は刻まれません。ストレッチで肩こりや猫背をなおし、深い呼吸をいたしましょう。

①頭の後ろで手を組みます。
②頭を挟むように、腕を内側に入れます。
③胸を見るように、頭を下に向けていきます。この時、息を胸に入れるように大きく吸います。
④後ろ頭に置いている手で、その動きを補助し、

◆肩と呼吸器のストレッチ

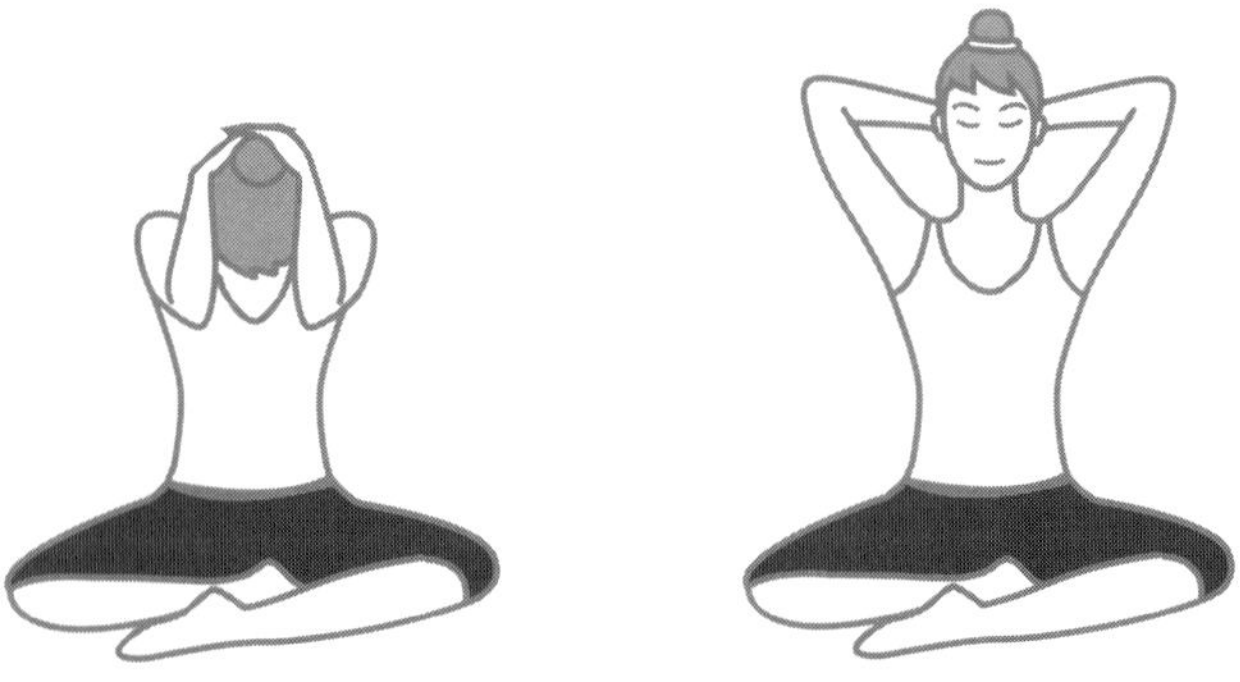

グーッと頭を下に押します。首と胸の背骨を一つ一つ伸ばすイメージ行ってください。

⑤息を吐きながら頭を上げ、腕と胸を開きます。

＊1日に3～5回行います。

立った状態でも、座って行っても、どちらでも大丈夫ですが、背筋は伸ばして行ってください。

猫背なおしのストレッチは「鼻の色ツヤが良いと、金運良好です」（89ページ）に紹介していますので、こちらも参考にしてください。

Point!

しっかりした太陽線で、金運バッチリ！

子宝運

8

✴親指の下がふっくらしていると、子宝縁が強いです。

親指の下のふくらみは「金星丘」と呼びます。ここは、愛情、体力、生命力、生殖能力の状態が表れます。この丘がほどよく盛り上がり、色ツヤが良いと、生命力に溢れ、元気で若々しく、子どもを産む力も強くなります。愛情豊かで思いやり深く、まわりの人を明るくする人です。恋愛運や家庭運が強い吉相です。

金星丘がハリがなく貧弱で、くすんでツヤのない状態だと、体力的に無理が効かず、性欲が弱く、子どもを産む力も弱い状態です。情愛の感情が乏しく、恋愛運、家庭運がダウンしている凶相です。

貧弱な金星丘の方、愛情運、家庭運、子宝運アップを目指し、ふっくら色ツヤの良い金星丘をつくりましょう！

◆金星丘

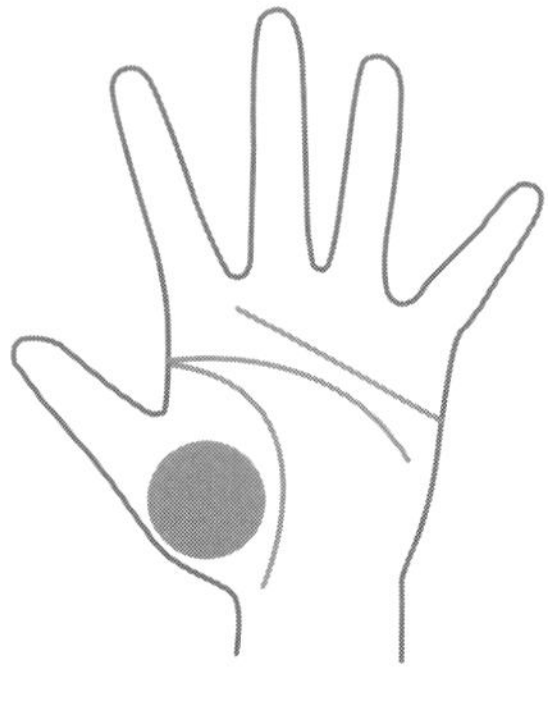

✴ふっくらピンク金星丘のつくりかた

●金星丘マッサージ

金星丘がくすんで弾力がない状態の時は、血流が悪くなり、老廃物が溜まっている状態です。老廃物は毒素。毒素が体に溜まっていると、運気はガタ落ちです。運気アップのために、血流を良くして毒素排出しましょう。老廃物が溜まっていると、肩こりのように硬くなっており、押すと「イタ気持ちいい」感じがすると思います。そのような場所は重点的に揉んで、やわらかくしていきましょう。

✴胃腸の調子を整える5つの方法

金星丘は、手の反射区でみると胃と十二指腸になります。この反射区の内臓を整えることで、金星丘の状態も整います。

◆胃と十二指腸の反射区

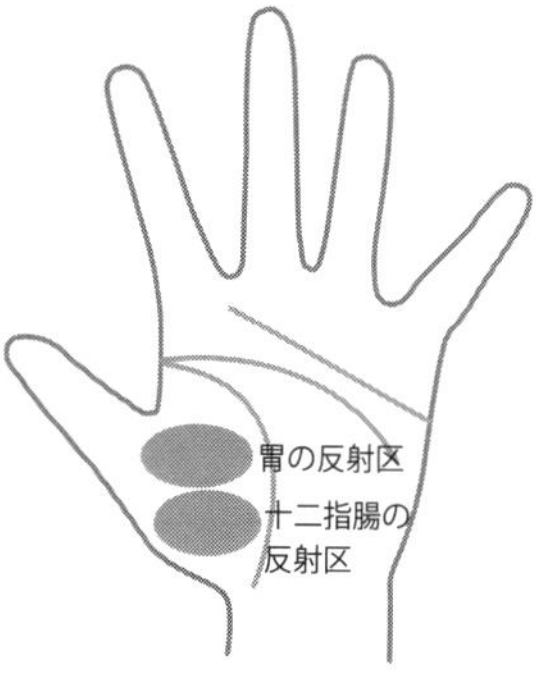

①冷たいものをとりすぎない

冷たい食べ物をとると、胃腸が収縮します。消化不良の原因になりますので、とりすぎに注意です。特に食事中は、冷たい飲み物は避けましょう。

②腹筋を鍛える

腹筋がゆるむと、内臓を支える筋肉もゆるみ、内臓下垂になってしまいます。胃腸が下垂すると消化力が落ちますので、体幹を鍛える筋トレを心がけてください。

③辛いものをとりすぎない

辛いものは胃酸の分泌を促してくれるので、食欲を増進させる程度の辛さなら大丈夫ですが、多量にとると下痢などを引き起こす場合がありますので、注意しましょう。

④栄養バランスを整える

ビタミンE、B、A、Bが胃腸のバランスを整えてくれます。特に摂取していただきたいのがビタミンB群です。エネルギーの供給や老廃物の代謝を助け、元気の素となるビタミンです。

この栄養素が不足すると、胃腸は活発に動けません。不足状態で高カロリーや糖分の高いものを食べていると、エネルギー変換ができず、老廃物となって体にドンドン溜まっていきます。ビタミンB群の上手なとり方を紹介しましょう。

＊毎日こまめにとる

一度にビタミンB群を大量に摂取しても、余分な分は体内に蓄積されず、尿と一緒に出てしまいます。

＊スープは残さずに飲む

B群は水溶性ビタミンです。水に溶け出てしまったビタミンB群を摂取するためにも、スープごと食べるようにしましょう。

＊生食をする

B群は熱に弱く分解されやすいため、できるだけ熱を通さない生食がオススメです（加熱する場合は、スープや煮汁ごと食べます）。豚肉などの肉類にも多く含まれるのですが、代謝する時に負担がかかるので、胃腸が弱っている時は、魚貝類か大豆などでとるのがオススメです。

＊B群を多く含む食材

【穀類】玄米、胚芽米

【魚貝類】いわし、まぐろ、たい、あさり
【豆類】納豆、豆腐、味噌
【野菜、その他】小松菜、バナナ、のり

⑤酵素を積極的にとる

食べた物を体に吸収し、有効に活用するためには、細かく分解する必要があります。その分解に必要なのが消化酵素です。

加熱したものや揚げ物、お肉などを分解するには大量の消化酵素を必要とするのですが、体でつくられる酵素の量は決まっています。たとえば1日つくられる酵素が100だとして、バランスのとれた食事であれば、消化に50、代謝に50の配分で使われますが、揚げ物ガッツリの食事だと、消化に80、代謝に20となり、代謝力が落ちて排泄できず、食べたものがどんどん体に溜まっていきます。

ですので、食品に含まれる酵素を積極的にとって、胃腸を助けてあげる必要があるのです。

＊酵素を多く含む食品

【果物】アボカド、キウイ、バナナ、マンゴー、パパイヤ

【野菜】キャベツ、にんじん、セロリ、だいこん
【発酵食品】納豆、醤油、味噌、キムチ、漬物、ヨーグルト

酵素は熱を加えることで消滅してしまいますので、生食やスムージーなどのドリンクにしてとることが必要です。胃腸のサイクル、生まれ変わりは約40日です。日々、ちょっとしたことを気をつけて、食事をしていれば、約2カ月で、すっきりした元気な胃腸を取り戻せます。

胃腸の整え方は「唇が歪んでいると、人に心を閉ざしがち…」（63ページ）にも紹介していますので、参考にしてください。

Point!

色ツヤ良くふっくらした金星丘で、子宝運、家庭運を強化！

子宝運

9

感情線のつけ根に支線があると、生殖能力が高いです。

仕事をバリバリこなして社会で活躍する女性が増えたためか、ストレスで生理が乱れやすく、子どもがほしくてもなかなか恵まれないと悩む方が多くいます。ストレスを処理する場所と、女性ホルモンの分泌を命令する場所が同じなので、影響を受けてしまうのでしょうね。

手相を拝見していると「子どもはどうでしょうか？私できるでしょうか？」というご質問をよく受けます。その答えの指標の一つが「子宝線」。

感情線のつけ根の上下に表れる支線がある方は、生殖機能が良好です。支線が多いほど多産で子宝に恵まれます。

しかし、妊娠というのは女性の問題だけではなく、パートナーの状態も大切です。この手相は、パート

◆子宝線

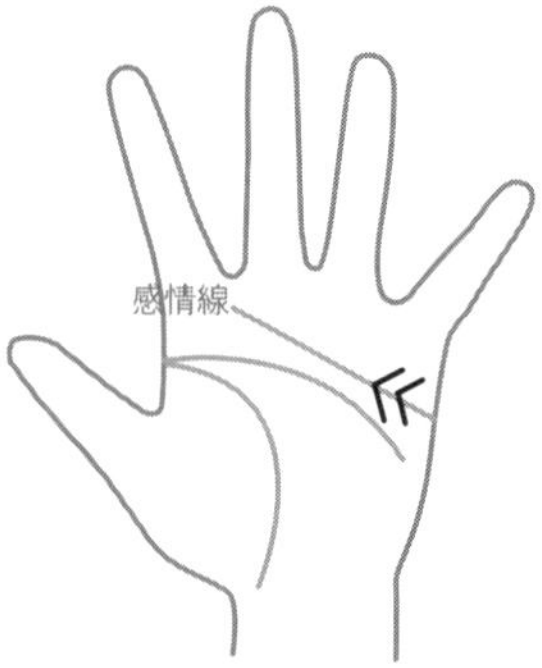

ナーと共に出ていてこそ、機能が発揮されます。ご主人にあるかどうかも観てみてください。お二人ともに出ていたら、ラッキーです。子宝縁バッチリです！

残念ながら出ていないという場合でも、大丈夫ですよ。手相は変わります！　体と心のバランスを整えれば、お子様とご縁がある手相に変化していきます。

✴子宝線のつくり方

●感情線のつけ根をマッサージ

感情線のつけ根は、血液に関係する反射区です。右手の感情線のつけ根は肝臓（血の解毒を司る）、左手の感情線のつけ根は心臓（血を体中に送り届けるポンプ）にあたります。心臓や肝臓の機能が落ちていると、感情線のつけ根のあたりが硬かったり、痛みを感じたりします。よく揉みほぐしましょう。

感情線の始まりがやわらかくなると、支線が伸びやすくなります。肝臓や心臓の機能向上に

◆感情線のつけ根をマッサージ

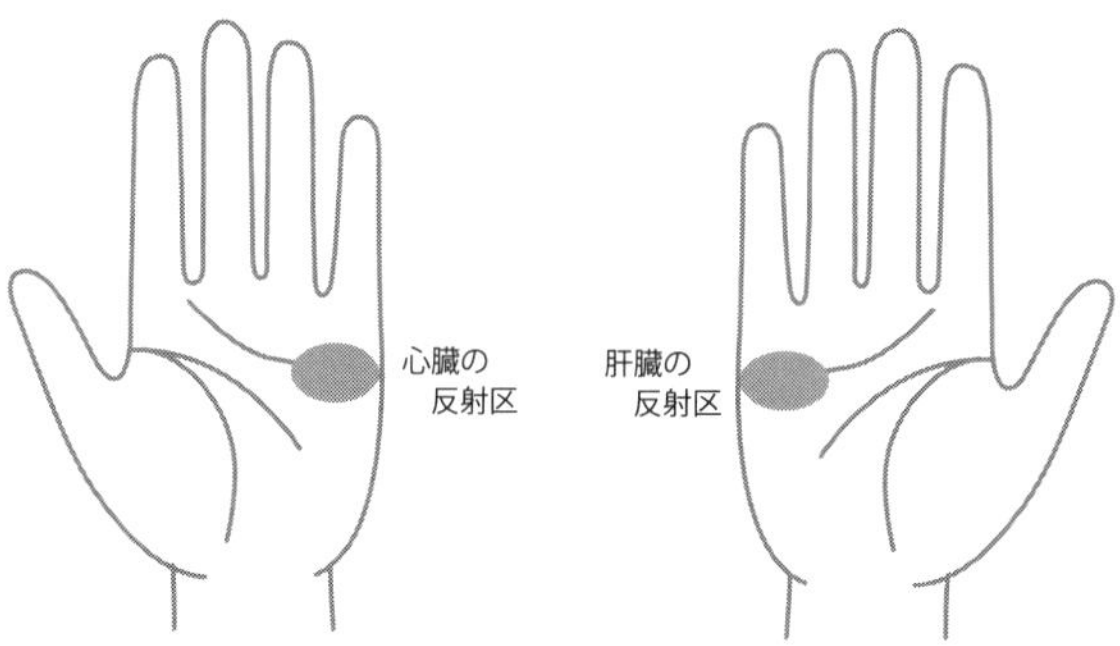

もつながりますので、電車に乗っている時やテレビを見ている時に、揉んでください。

●酵素を摂取して、肝臓を活性化

肝臓は、有害物質の「解毒」、摂取した栄養素を活動に必要な形に変える「代謝」、脂肪の消化吸収のための「胆汁の生成」といった仕事をしています。肝臓にはそれらに必要な多くの酵素が存在していますが、食品添加物やアルコール、脂肪などをとると、体内酵素は疲労し減少してしまいます。体内酵素の働きを高めるには、「スルフォラファン」という酵素が有効です。

＊スルフォラファンを多く含む食品

カイワレ大根、発芽ブロッコリー、ブロッコリー、カリフラワー、菜の花、だいこん

肝臓の活性法は「澄んだ目の持ち主は、良いお相手とご縁あり」（84ページ）にも紹介していますので、参考にしてください。

●心臓の活性化

心臓は休むことなく、動き続けています。そのため、大量のエネルギーが必要です。エネル

ギーを体内で作り出しているのが、全身の細胞1つ1つに存在するミトコンドリアであり、ミトコンドリアのエネルギー生産に必要なのが、「コエンザイムQ10」という補酵素です。

コエンザイムQ10は、20代半ばをピークに急激に減少していきます。コエンザイムQ10が減少すると、心臓のポンプ機能が低下し、血液循環が悪くなるため、心臓の活性化にはコエンザイムQ10を摂取することが必要です。

＊コエンザイムQ10を含む食品

イワシ、サバ、牛肉、豚肉、ナッツ類

比較的含有量の多いイワシなどでも、1日の必要量をとるには6匹も食べなくてはいけませんので、食品にプラスしてサプリメントで補うのもよいかと思います。

心臓の活性法については、

「眉間の色ツヤが良いのはラッキーサイン」（76ページ）

「眉間に縦ジワがあると、親しい人とトラブルが起こりがち」（103ページ）

にも紹介していますので、参考にしてください。

Point!

感情線のつけ根に支線を伸ばし、子宝運、家庭運を伸ばす！

子宝運

10

神仏に守られている手相、妊活力も高いです。

生命線が2本ある手相を、二重生命線といいます。

二重にできる線は、その線の意味を強化します。生命線は健康や生命力を表すので、それが二重ということは、単純にいうと生命力が2倍！　エネルギーに溢れていて、疲れを知らない人です。

あまり悩むことなく、楽天的。障害や困難にあっても、決してあきらめず乗り越えていこうとします。お医者さんにかかることはほとんどありませんが、無理がきく分、かかる時は大病ということもあります。しかし大病をわずらっても復活します。危機的状況に陥っても、逆境をはねのける強運の持ち主。普通だったら死んでしまうような病気や怪我をしても助かりま

◆二重生命線

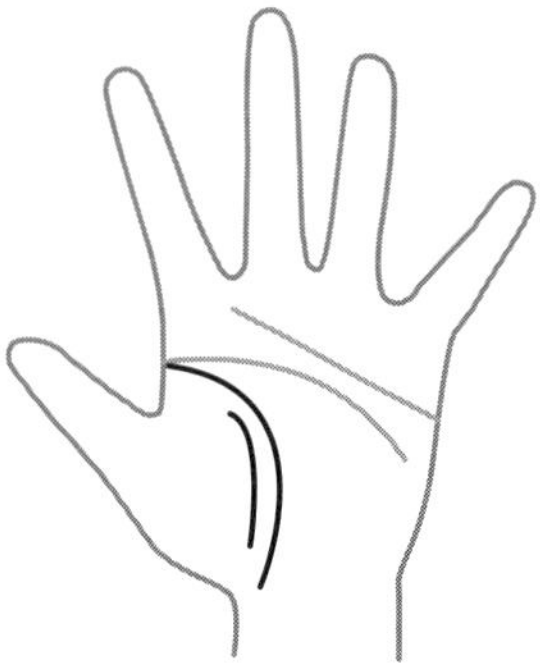

す。神仏に守られている方なのです！

そして生命線は、子宝を宿す力、子孫繁栄も示します。


線の張り出しが強く、手首まで回り込んでいる生命線の持ち主は、バイタリティーに溢れ、生命力&子孫繁栄能力が強いのですが、二重生命線も同じように、子宝運の強さを示します。男性は生殖能力が高く、女性の場合は妊娠力が高く、お産が軽くなります。

張り出しが弱い人は、体力がなく無理がききませんし、ちょっとしたことでも精神的・肉体的にダメージを受けやすく、自分に自信が持てません。体が冷え、ホルモン分泌も乱れやすく、生殖能力が弱くなっています。

しかし、体を整えていけば、弱い生命線も、強くしっかりとした線が張り出してきます。二重生命線も、夢ではありません。生命力を高め、しっかりした生命線つくっていきましょう。

✴生命線の強化法

生命線を強く張り出すには、親指の下のふくらみ「金星丘」を豊かにすることが必要です。

手の反射区でみると、金星丘の下側は胃腸、生命線の出発地点は腎臓、その下が副腎の反射区です。

　胃腸の整え方は、「親指の下がふっくらしていると、子宝縁が強いです」（156ページ）に紹介していますので、参考にしてください。

　腎臓のバランスをとるためには、背骨の胸椎11番、12番、腰椎の1番、2番を整えることが必要です。気力、体力が落ちて疲れやすい時、このみぞおちあたりが曲がります。このような姿勢を続けていると、背骨から出ている神経が圧迫を受け、働きが鈍り、腎臓の機能が落ちてきます。そして、脳にその情報がフィードバックされ、「私は体力、気力がない人間です」と刻まれ、それが手相に反映されてしまうのです。

　生命線を強くするため、背骨を伸ばし、脳に刻まれた情報が書き変えましょう！

◆胃、副腎、小腸の反射区

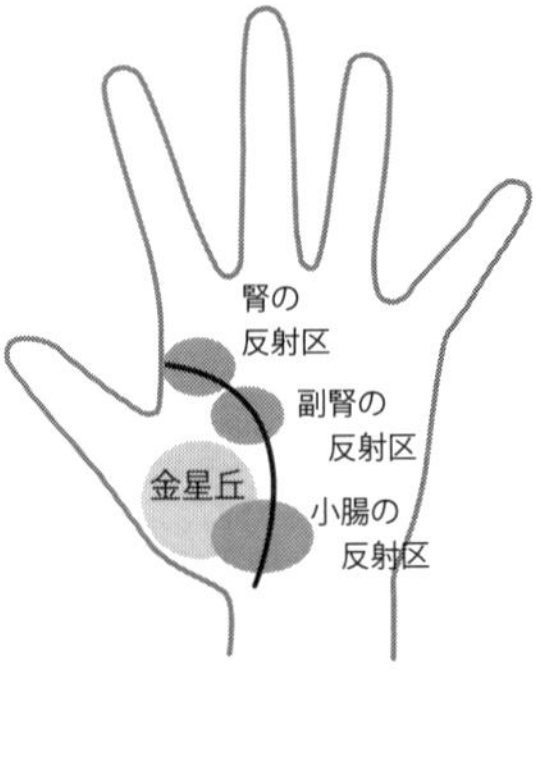

●みぞおちを伸ばすタオルストレッチ

①バスタオルを2枚重ねて、三つ折りにたたみます。

②短いほうからクルクルと丸めます。できるだけ固くギュッと作ってください。
③そのタオルを、みぞおちの裏側、背骨にあたるような位置に置いて、その上に寝ます。3〜5分キープ。

背骨が無理なく伸びて、気持ちいいですよ。ぜひやってみてください。

腎臓は冷えにとても弱い臓器です。腎臓の温め方や、機能をアップしてくれる食材は「目の下がくすんでいると、子宝に恵まれにくくなる」（79ページ）に紹介していますので、参考にしてください。

また、常日頃から神仏へ感謝し、神社やお墓参りをしましょう。神仏やご先祖さまから、強固な守りをいただけますよ。

◆みぞおちを伸ばすタオルストレッチ

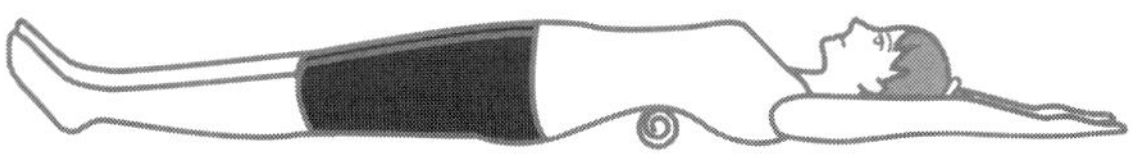

Point!

生命線を強化して、生命力、子宝運を高める！

開運

11

宿便注意報が出ている手相、運気ガタ落ちですよ。

親指の下の盛り上がったところは、「金星丘」といいます。

その丘の手首よりに、青く血管が浮き出て見える人は、便秘症だったり、毎日出ていても宿便があったりします。腸の状態を整え、デトックスを心がけたほうがよいですよ。

腸の中に便が溜まって出ないと、その中で悪玉菌が繁殖。その悪玉菌から発生する毒素が体中にまき散らされ、血液や細胞を汚していきます。そのままにしておくと、肌荒れや吹出物、肩こりや腰痛、アトピー、ポリープや癌なども引き起こします。毒素が体の機能を低下させるので、新陳代謝も悪くなり、ダイエットしても、なかなかやせない体になってしまいます。

そして、便秘の害は、運気までにも害を及ぼすので

◆金星丘

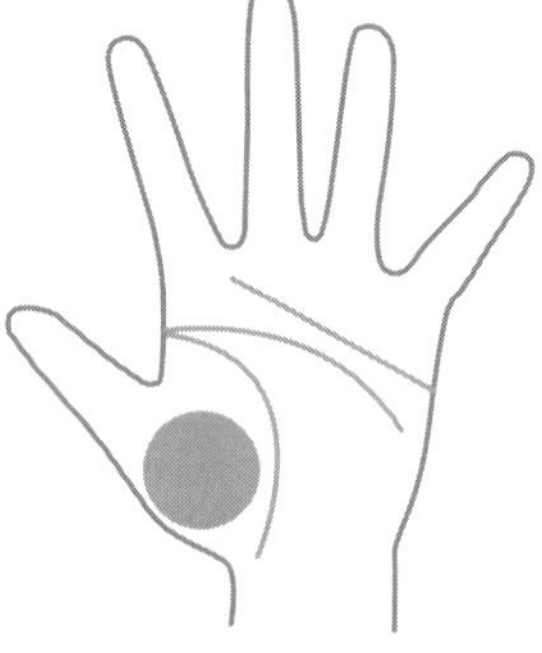

す。運気を落とす邪気は、汚い、臭い、暗い、冷たい、ジメジメしている、そんな場所を好みます。便秘は邪気がたまる最たるものです！　毎日出ていても、排便中に苦痛を感じたり、残便感があるなら便秘といえます。便秘を解消し、美容と健康、そして運気アップを目指しましょう！

✴宿便解消法

便秘解消に効果的なのが、腸のマッサージです。

●腸揉みマッサージ

①仰向けに寝て、膝を立てます。
②お腹を時計回りに、手のひらで少し圧をかけながらマッサージします。
③人差し指、中指、薬指を揃え、少し深く指を入れて、押しながらマッサージします。

◆腸揉みマッサージ

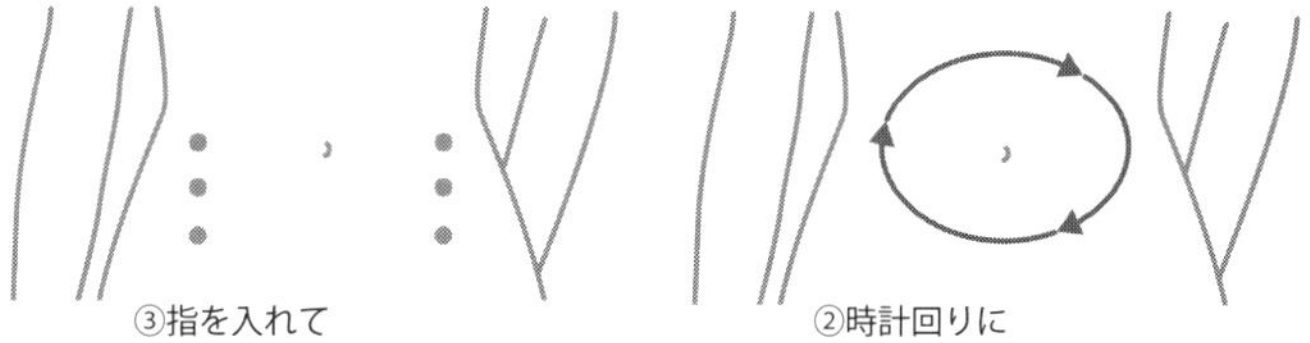
③指を入れて
押しながらマッサージ
②時計回りに
手のひらでマッサージ

下腹の盲腸あたりは、小腸から大腸へと切り替わるところ。そして、その反対側、骨盤の内側は、直腸との境です。渋滞が起きやすい場所なので、念入りにほぐします。

④おへソのまわりの太陽神経叢も、少し圧をかけ押しながら、揉みほぐしましょう。

⑤マッサージが終わったら、白湯または常温の水を飲みます。解毒が進みます。

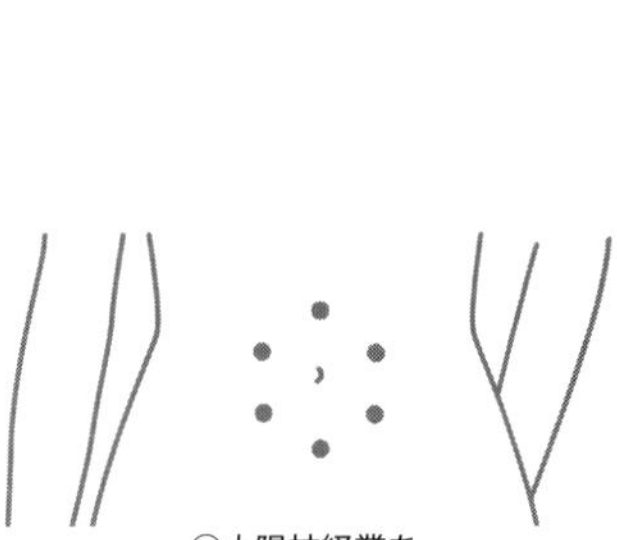

④太陽神経叢を
押し揉みほぐす

④の太陽神経叢は神経の密集地帯で、ストレスが溜まりやすい場所です。日々のプチっとした怒りや、悩みに神経が反応し、ストレスが溜まっていく場所です。ひどくなると、ドクドクと脈が感じられるほど、緊張してきます。そんなネガティブな感情は、大事に抱え込まず、揉んで揉んで、揉みほぐし、便と一緒に追い出しましょう！　デトックスが進むと、手相の宿便注意報も消えていますよ。

太陽神経叢の整え方は「運命線の乱れは、運気が停滞、トラブル注意」（129ページ）にも紹介していますので、そちらも参考にしてください。

腸の整え方は、

「唇が歪んでいると、人に心を閉ざしがち…」（63ページ）
「親指の下がふっくらしていると、子宝縁が強いです」（156ページ）
「眉間に縦ジワがあると、親しい人とトラブルが起こりがち」（103ページ）

にも紹介していますので、参考にしてください。

Point!

宿便を追い出して、すっきり開運！

開運

12

横線が多い手は、人生の流れにも横ヤリが入ります。

「手が冷たい人は心があたたかい！」なんて聞きますが、心と手の温度はまったく関係ありません。むしろ手が冷たいと、幸運をつかみ損ねてしまいますよ！

幸運をつかめる手にしていくには、血流をアップして、新陳代謝を高めていくことが大切です。運が強い幸運な手相は、基本的に線が指先に向かって伸びています。

仕事運を示す「運命線」は、中指に向かって力強く下から上に伸びているのが吉相。人生の幸運度をみる「太陽線」は、人差し指に向かって伸び、金運を示す「財運線」も小指に向かって勢いよく伸びていくのが吉相です。

◆運命線、太陽線、財運線

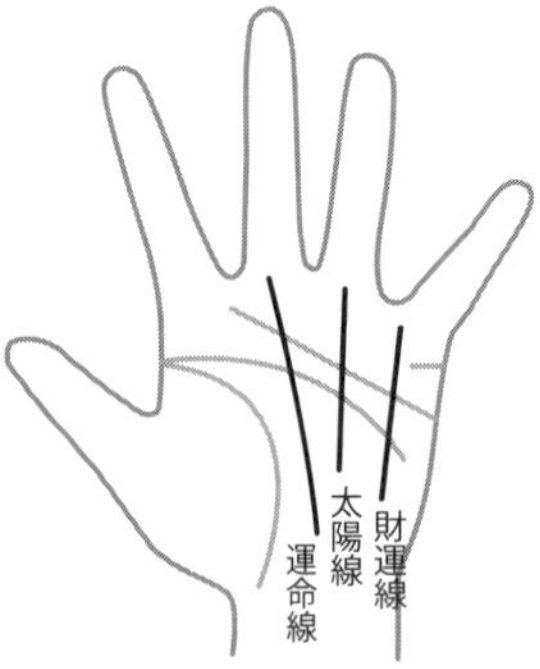

実力があって努力もしているのに、なぜだか障害が多く、思うように人生を進めない…とお悩みの人は、横線が多く、運の流れをふさいでいます。今までの苦労が実ってやっと仕事が波にのってきたかと思ったら、体調を崩して入院したり、敵対する人が現れて妨害されたりと、トラブルが起きます。

また、図のように障害線のある手の持ち主は、手が冷たくなっています。指先までの血の道ができていないのですよね。血流が悪いと薄墨色にくすみます。そして流れの悪いところには、邪気がたまるのです。邪気を追い出し、幸運を引き寄せ、チャンスをつかみ取れる手に変えるため、手のひらにガァ〜〜〜と血を流しましょう！

◆障害線

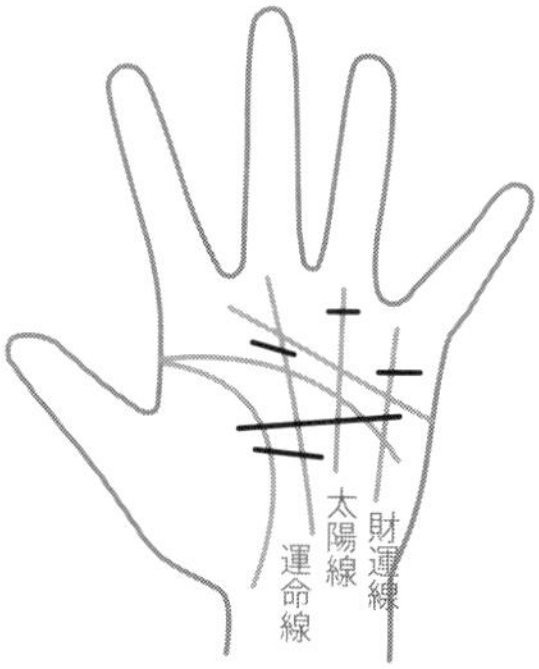

✴開運手相のつくり方

●手のマッサージ

お風呂に入った時、手首をクルクル回し、手のひらをウニウニと揉んでください。

普段は気づきにくいのですが、けっこう手のひらも凝っています。いつも頑張ってくれている手のひらに感謝しつつ、マッサージをしてください。運の流れを止めていたコリがほぐれて、障害線が消えていきますよ。もう一つ、血流の良くなるマッサージを「血色が悪い手のひらは、異性運がない」（138ページ）で紹介していますので、参考にしてください。

●ブラブラ体操

①肩の力を抜き、まっすぐ立ちます。
②足はその場で小走りのように動かし、手をブラブラさせます。
＊手や足の関節や筋肉にたまった邪気を振り落とすようなイメージでしてください。

●手相マッサージ

運命線や太陽線、財運線が伸びてい

◆ブラブラ体操

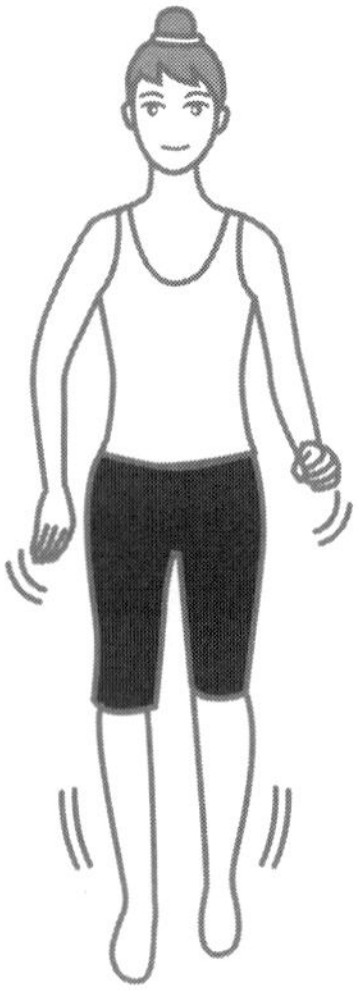

くイメージで、手首から中指、薬指、小指に向かってマッサージします。

手のひらや指先にまで血流を流すには、心臓の機能を整えることも大切です。心臓の活性法は

「眉間の色ツヤが良いのはラッキーサイン」（76ページ）

「眉間に縦ジワがあると、親しい人とトラブルが起こりがち」（103ページ）

「感情線のつけ根に支線があると、生殖能力が高いです」（162ページ）

にも紹介していますので、参考にしてください。

◆手相マッサージ

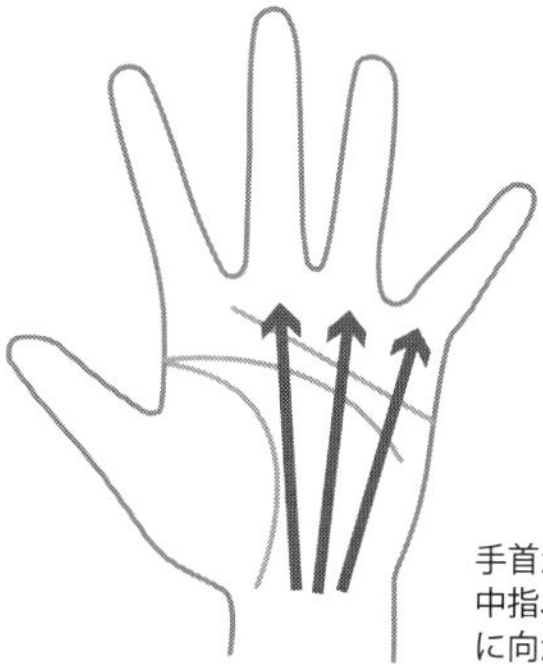

手首から
中指、薬指、小指
に向かってマッサージ

Point!

手のひらの血流UPで、がっちりチャンスをつかむ！

開運

13
言葉をのみ込んでしまい、思いを上手く言えない手相。

親指の第一関節の下に横線がある方は、自分の思いをのみ込むクセがあります。

周囲の気に敏感で、繊細。「こちらのほうがいいと思う」と、思っていても、ほかの人が違う意見だった場合、雰囲気が悪くなるくらいならと、自分の意見を引っ込めます。

理不尽なことをされてそれに怒りを感じていても、怒りを腹に収め、グッと我慢したり、泣きたいのに涙をこらえたりする人の手には、クッキリハッキリ線が刻まれます。

あまりにもハッキリ線が出ているので、誰にでもある線だと思っている方もいますが、親指の第一関節の下には、通常、線はありません。

第一関節の下は、手の反射区では首にあたります。

◆親指の横線

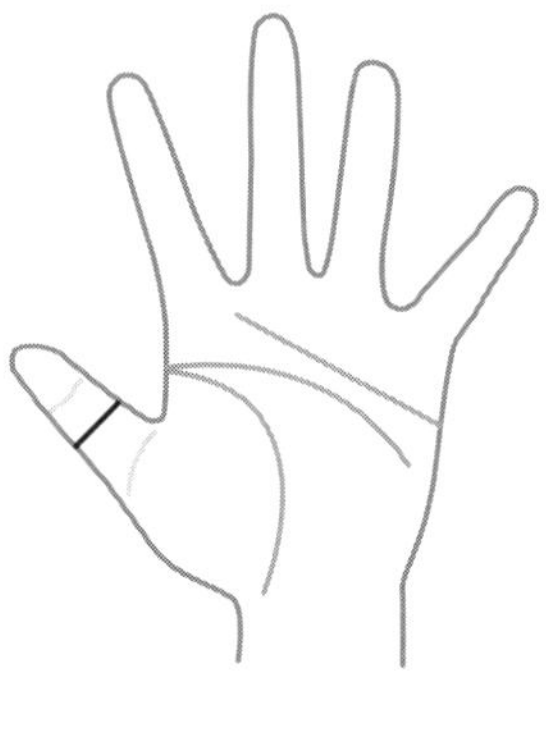

「私さえ我慢すればここは丸く収まる」「納得できないけど、ここは皆に合わせよう」「人前で泣いてはいけない」などと考え、口から出そうな言葉や嗚咽をのみ込む時、肩と首に力が入ります。あなたの内側から出ようとする言葉を、寸前の喉のあたりで抑え込むためです。

そのようなことを長い間続けていると、首の反射区に線ができてきます。まるで言葉や涙を抑え込むフタのように刻まれるのです。

言葉をのみ込むとき、グッと喉に力を入れますが、それが続くと、喉が弱くなります。疲れがたまると喉から風邪をひいたりしますので要注意です。

首は第5チャクラ（スロートチャクラ）といって、コミュニケーション能力や自己表現、創造力のエネルギーポイントです。ここの反射区に、ブロックされたような横線が入ると、コミュニケーション能力が低くなるのはもちろん、望む人生が手に入りにくくなります。

◆第5チャクラ

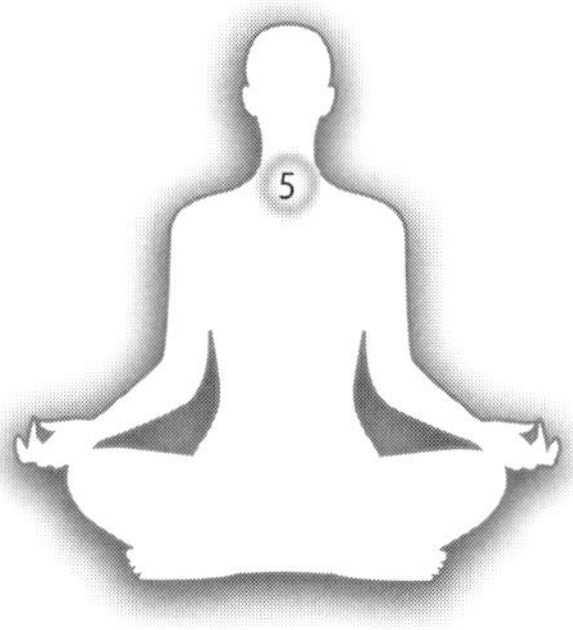

ここでいう創造力とは、なにも絵を描いたり、素晴らしい文章を書いたりするばかりではありません。夢や目標、アイデアを実現する力、あなたの人生をクリエイトする力でもあります。「こうしたら、いいんだ！」と頭に浮かんでも、それを実現するための行動ができず、周囲の人に自分の考えを伝えることが苦手になります。

また、自分の思いを抑え込み続けると、だんだん自分が真に望んでいることがわからなくなります。自分は何をしたいのか、どのような人生を歩みたいのか、今していることは自分の希望だったのか、それとも誰かに敷かれたレールの上を歩んでいるのか…。

自分が何を求めているのかわからなければ、引き寄せ力は弱くなり、望むものは手に入りません。喉のフタを外して、あなたの夢を実現させましょう！

✴喉をゆるめて、フタを外す方法

●喉まわりをゆるめるストレッチ

①上体をまっすぐにして床にヒザをつけます。

手はお尻の少し下に置きます。つま先は立て、床に対して垂直になるようにします。

◆喉まわりをゆるめるストレッチ

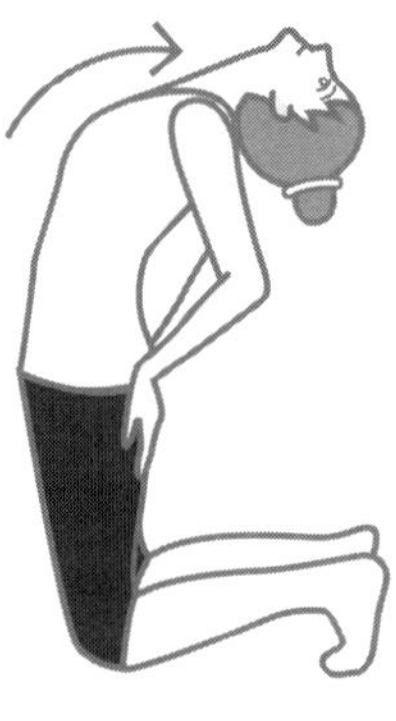

②息を吐きながら、できる限り頭部を前に曲げ、息を吐き切ります。
③息を吸いながら、上体をゆっくり後ろにそらします。そらし切ったら、ゆっくり息を吐きながら、元の姿勢に戻します。これを20回繰り返します。

●大きな声を出す

いろんな思いや言葉をのみ込んできたことで、喉の筋肉は疲労し、硬くなっています。また体の中には、吐き出されなかった感情が渦巻いています。感情はエネルギーです。体に蓄積されたエネルギーは行き場を失い、体に負担をかけています。

硬くなった喉の筋肉をほぐすため、また、体に溜め込まれた感情を吐き出してエネルギーを流すために、声を出しましょう。できるだけ大きな声がいいですよ。大声を出す場所がない、恥ずかしい…という時は、カラオケなどでガンガン歌うのもいいですね。とにかく今まで使っていなかった喉の筋肉を動かし、やわらかくしていきましょう。

Point!

喉をふさいでいる線を消して、望む人生手に入れる！

開運

14

感情線の色が悪いと、毒素が溜まっています。

感情線は血流など循環器系の状態が表れます。「感情線のつけ根に支線があると、生殖能力が高いです」（162ページ）にも書きましたが、感情線のつけ根は、右手が肝臓、左手が心臓の反射区となります。

肝臓は血液を解毒、浄化し、キレイな血液をつくります。心臓は血液を全身に送り出すポンプの働きをします。感情線は、肝臓と心臓からもたらされる血液の流れを示しているのです。その血流を示す感情線が青黒い色をしていたり、島や障害線が出ていると、心臓や肝臓の機能が低下していることをあらわします。ひどい場合は、動脈硬化や脳溢血の恐れもありますので、要注意です。

◆島、障害線のある感情線

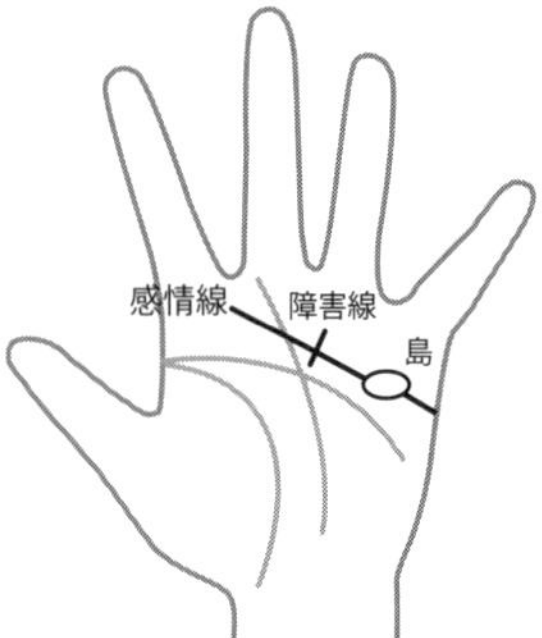

また感情線は、恋愛運を観るところでもあります。島や障害線がある恋愛運は、失恋や愛する人との別れを意味します。また、青黒い感情線は、色のごとく恋愛運に暗い影を落とします。付き合っていても、会えばケンカばかり、メールしても返信がない…など停滞ムードが漂います。

これではマズイ！ですよね。健康運、恋愛運を高めるために、感情線の活性化が必須であります！

✴感情線の活性法

●感情線のマッサージ

小指の下、感情線のつけ根から、感情線のラインに添ってマッサージします。その時に、血がグングン流れていくイメージをしながらするとよいですよ。

●ふくらはぎの活性化

心臓は、酸素と栄養をたくさん含んだ血液（動脈血）を、全身の細胞に送り届けるポンプのような働きをしていますが、細胞から排出された二酸化炭素や老廃物を抱えた血液（静脈血）

を末端から心臓に引き戻す力はありません。

しかし、生命を維持するためには、心臓から押し出された血液は、再び心臓に戻ってこなくてはなりません。そこで活躍するのが、筋肉のポンプ作用です。静脈のまわりにある筋肉が伸びたり縮んだりして、静脈に圧力をかけ、心臓に血液を戻す助けをしているのです。心臓より上にある血液は、重力によって上から下へ流れ、心臓に戻っていくので問題はないのですが、心臓より下にある血液は、重力に逆らって下から上に昇っていかなくてはなりません。

そこで活躍するのが、ふくらはぎ。ふくらはぎは「第二の心臓」と呼ばれており、足に流れた血液を、伸縮で上の方に押し戻します。この筋肉に弾力と柔軟性があると、押し上げる力が強く、全身の血流が良くなります。

しかし、立ちっぱなしや座りっぱなしで筋肉が衰えると、ポンプの力が弱まり、血行が悪くなります。血流が悪くなると、感情線が凶相になりますので、血流を良くして、ふくらはぎに弾力と柔軟性を取り戻し、感情線を吉相に変えましょうね。

●かかとの上げ下げ

①足を肩幅に開いて立ちます。

②かかとの上げ下げを10回します。

●ふくらはぎのマッサージ

①まず、膝の裏を揉んでゆるめます。
②足首を回してゆるめます。
③自分が気持ち良いと思う強さで、ふくらはぎを下から上に揉んでいきます。硬いところや冷たく感じるところは念入りに。

＊クリームやオイルを使って滑りを良くして行うと、気持ち良いですよ。血流が良くなっているお風呂あがりにすると、より効果的です。

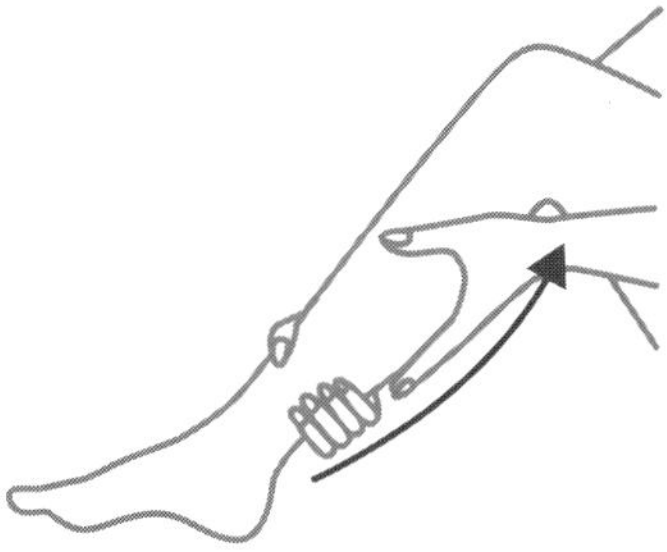

Point!

感情線の色をキレイにすると、恋愛運アップ、健康運もアップ！

開運

15

眠れないとお悩みの方、生命線の始まりが青黒くないですか？

生命線の始まりのエリアは、手の反射区は「腎」にあたります。ここが、青黒くなっている人は、「腎」に疲れが溜まり、エネルギーが落ちている状態です。腰がだるい・痛い、イライラする、気分が落ち着かない、心臓のリズムが乱れる、めまいがする、耳鳴りがする、物忘れがひどくなった、寝つきが悪い、不眠…こんな症状が出やすくなります。

「腎」は「水」の五行に属していて、「火」の五行である「心」を抑える役目があるのですが、「腎」の力が落ちていると、それが十分にできません。

抑えを失った「火」の熱は、上に上にと昇り、脳の血流に影響を与えます。そのため、イライラや物忘れなどの症状が出てくるのです。また、細かいことが気になったり、必要以上に心配したりします。冷静に物

◆生命線の始まりのエリア

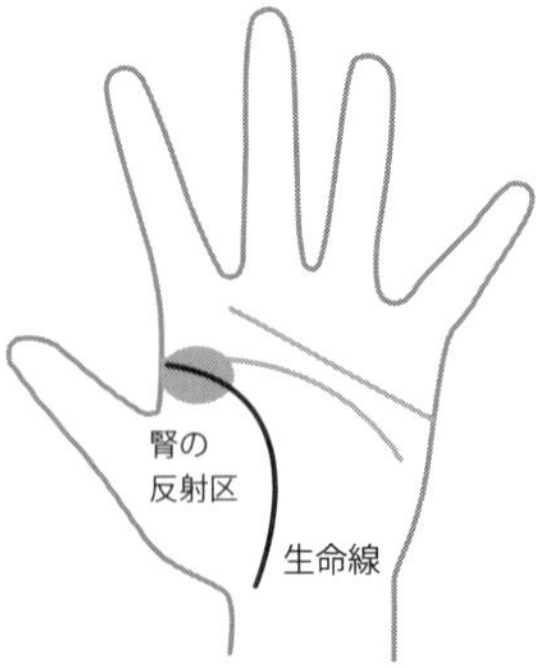

事を判断できず、過剰に反応し、ヒステリックになることもあるでしょう。また、頭が火のエネルギーで刺激を受け続けるため、脳が沈静することができず、眠れなくなるのです。

また、「腎」は「精」の貯蔵庫です。「精」とは生命エネルギーのことで、これが減少すると老化現象引き起こされます。物忘れがひどい、ヒジやヒザなど関節が痛い、冷え症、ほてり、トイレが近い、肌が乾燥しシワが増えた…

美容への影響も深刻です。人は誰でも年をとっていくものですが、同じ年齢でも、肌がツヤでハリがある人もいれば、シミやシワが目立つ人もいますよね。その原因が「腎」にあるのです。「腎」の力が衰え、「精」が漏れていくことで、老けていくのです。良質な睡眠をとり、いつまでも若々しく元気に過ごしていくために、「腎」を活性化しましょう。

✴「腎」の活性法

●消化器を整える

「腎」の衰えの一つの原因に、消化器の乱れで栄養が不足していることがあげられます。五行の「土」である「脾・胃」は、「腎」を抑える相剋の関係にあります。消化を司る「脾」のバランスが崩れると、「腎」にもダメージが起きるのです。

消化器を整える方法は、
「唇が歪んでいると、人に心を閉ざしがち」（63ページ）
「親指の下がふっくらしていると、子宝縁が強いです」（156ページ）
に紹介していますので、参考にしてください。

●**早寝早起きで体の生体リズムを整える**

多少、胃腸が乱れようが、それに負けない「腎」にすることも大切です。夜10時～夜中の2時の間に、布団に入って休むと、「腎」は癒されます。お仕事などで、なかなか早く寝ることができないということもあるかと思いますが、可能なかぎり夜中12時までには眠りに就きたいものです。

●**セックスのしすぎに注意**

セックスは「腎」の「精」を消耗します。節度ある性生活を心がけましょうね。
「腎」の整え方は、
「目の下がくすんでいると、子宝に恵まれにくくなる」（79ページ）

「神仏に守られている手相、妊活力も高いです」(166ページ)にも紹介していますので、参考にしてください。

●生命線のつけ根をマッサージ

色が悪くなっているところは、血流が悪く、老廃物が溜まっています。よく揉みほぐしてください。老廃物や毒素が排出されやすくなります。

Point!

生命線のつけ根を薄ピンクにして、安眠とアンチエイジングを!

COLUMN

反射区

反射区とは、足や手、顔に分布する、内臓や各器官が対応する部位です。足裏に地図のように描かれた反射区の図を見たことがある方もいるでしょう。

腸が弱っている方の足裏を揉むと、腸の反射区である土ふまずが硬くつまったような感じになっています。そこを揉みほぐすことで、腸を整える助けとなります。

顔や手も同様で、腸が弱っていると、顔の腸の反射区である口のまわりにブツブツが出たり、手のひらも手首に近いふくらみ部分が硬く、押すと痛みを感じたり、色ツヤが悪くなったりします。その反応が出ている場所を整えることで、対応する臓器にも良い影響がおよびます。

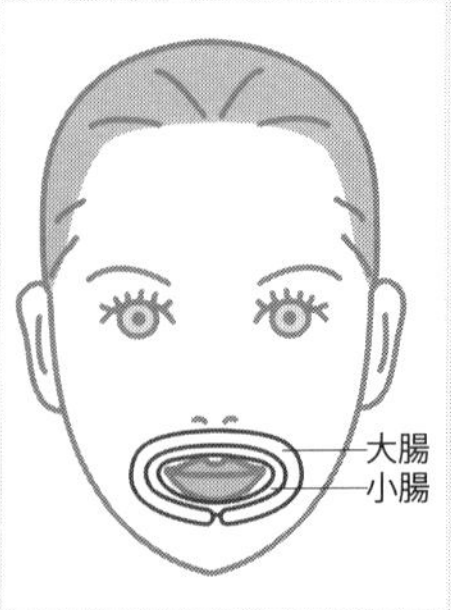

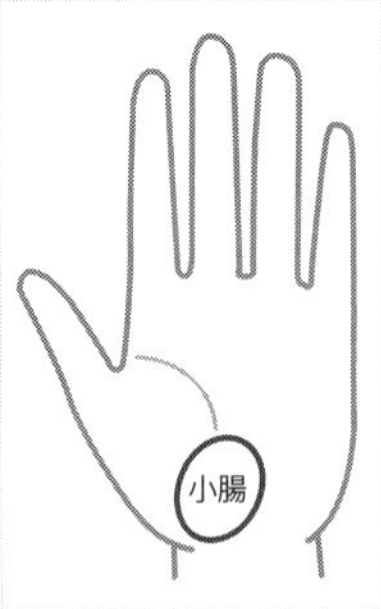

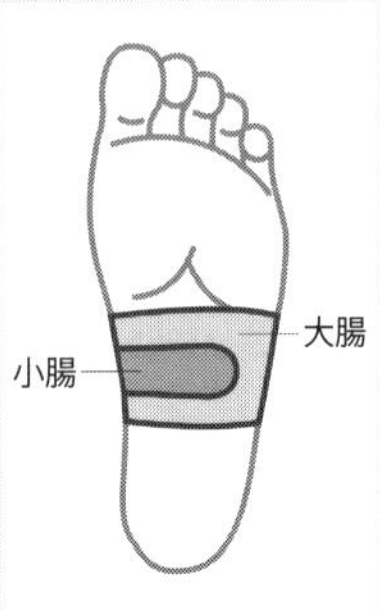

第4章

浄化：
体や心にまとわりついた
ネガティブなエネルギーは、
あなたの運を落とします

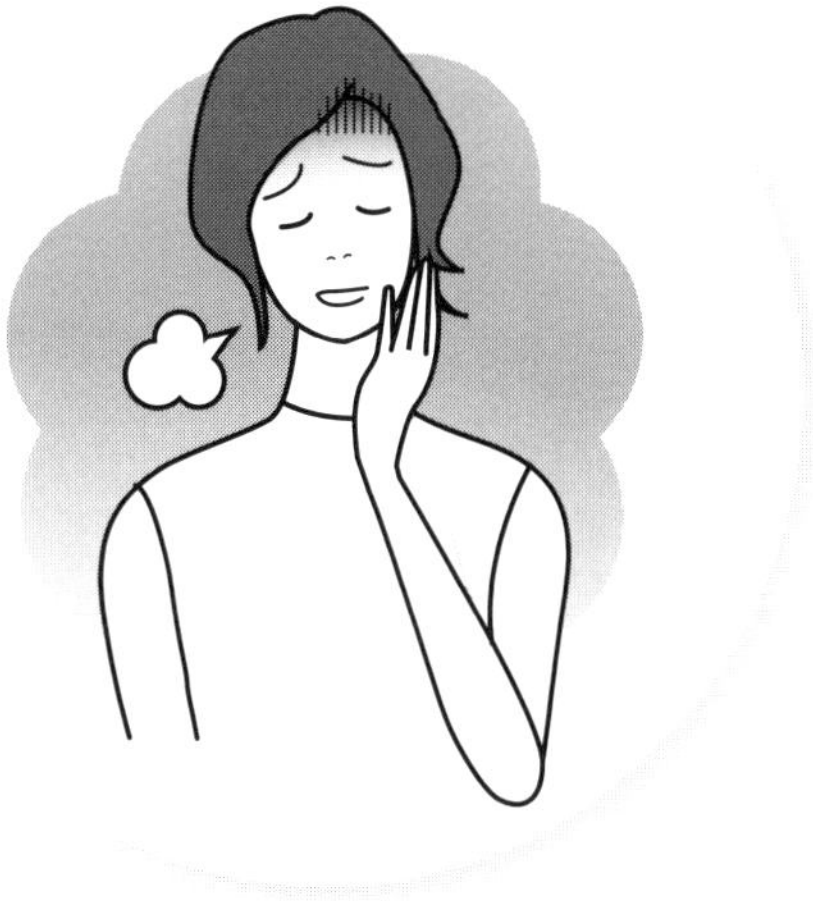

そっと忍びより、まとわりついてくる邪気。祓わねば！

「とにかくダルイんです」「体がズ〜ンと重いんです」と、おっしゃって当店にお見えになる方、純粋に体の不調という方も多いのですが、なかには変なものにまとわり憑かれている方もいます。肩にのっかっていたり、腰や足にしがみついていたり。それは、この世のものではない霊の場合もありますし、生きている人の思念《しねん》の場合もあります。

そして、そういったものに憑かれやすい人は「優しい」人が多い。「この人だったら、自分を助けてくれるかもしれない」と、救いを求めてすがってしまうのです。のっかられた方はたまったものではありません。肩は重く締めつけられるし、腰はダルイし、前に進みたいのに足を引っ張られるし…何より霊や思念は邪気ですので、運気を落とされてしまいます。

お心当たりのある方、ぜひこの章でご紹介する方法を参考に、邪気を祓ってください！

手 1

手は運気をつかむところ！なので大事なのです！

手は、物をつかむところ。そして気の出入り口でもあり、運気をつかむ大事なパーツ！

そんな大事な手なのですが、日々、使っているだけに雑菌や老廃物といった毒素が溜まり、疲れやすい部位でもあります。するとそこに邪気がまとわりついてきます。邪気は、運気を落とす貧乏神の大好物。運気アップのために、邪気はすばやく払い落とさねばなりません！

手に巣くった邪気の祓い方

それは、【手洗い】です。

「なんだ、手洗いか…」って思っちゃいましたか？

しかし、侮るなかれ！　簡単なのに効果絶大なんですよ。そのためにはちゃんとやり方があるのです。

◆邪気を祓う手洗いの方法

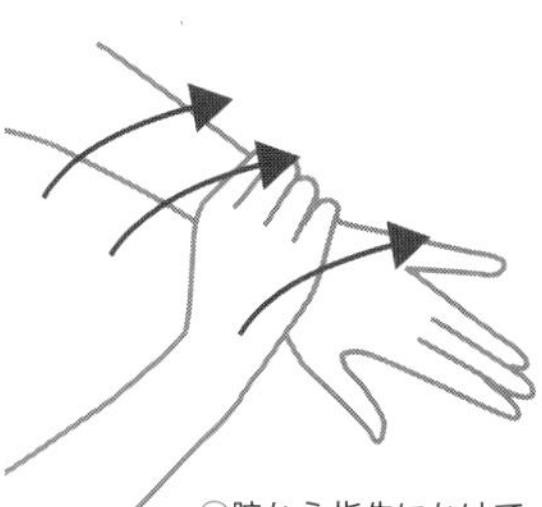

①腕から指先にかけてらせん状にしごきながら洗う

①腕から指先にかけて、らせん状にしごきながら洗っていきます。

②手の甲側を水かきに向かって、滞りを流すようにスライドしていきます。

＊水かきの部分は、リンパが滞って老廃物が溜まりやすいところ。揉みしごくようにしてください。

③指はらせん状にマッサージして、指先に向かいます。指の先から邪気を外に排出させるイメージで。

④手のひらを、それぞれの指を目指してマッサージします。

⑤指も、らせん状にマッサージしながら洗っていきます。邪気（毒素）を手からしぼり出すイメージで。

これをすることにより、開運バリバリ「覇王線」が

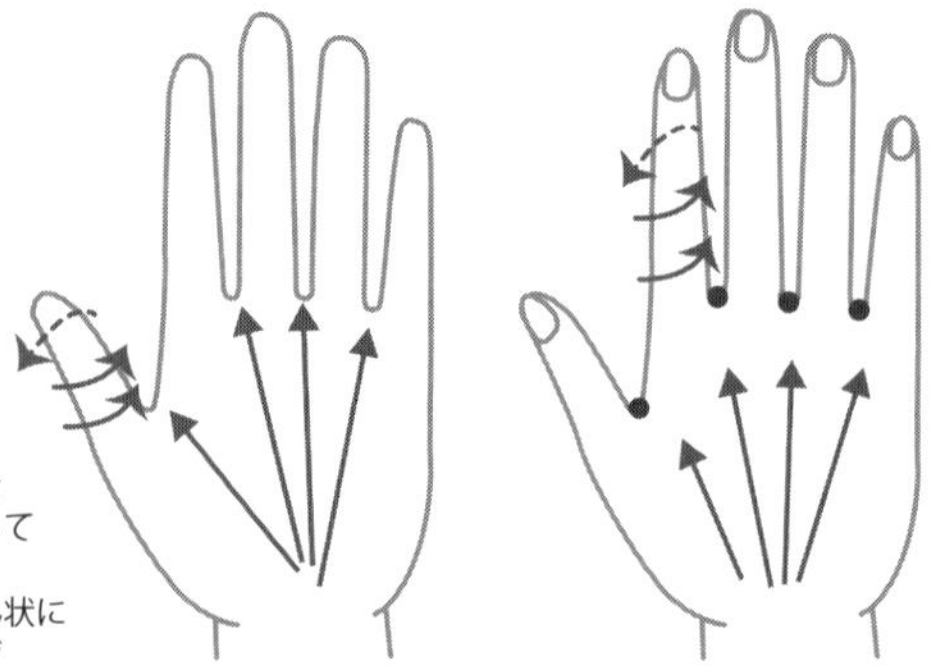

④手のひらを
指に向かって
⑤指もらせん状に
マッサージ
②手の甲側を
水かきに向かって
③指はらせん状に
マッサージ

できやすくなります。覇王線とは、仕事運を示す「運命線」と、稼ぐ力を示す「太陽線」、お金を蓄財できる力を示す「財運線」が、手の中ほどから一緒に昇っている手相です。強力な運気を持ち、億万長者の相です。ただし、そこに日々の行いや思考が絡み合うということを忘れてはいけません！

◆覇王線

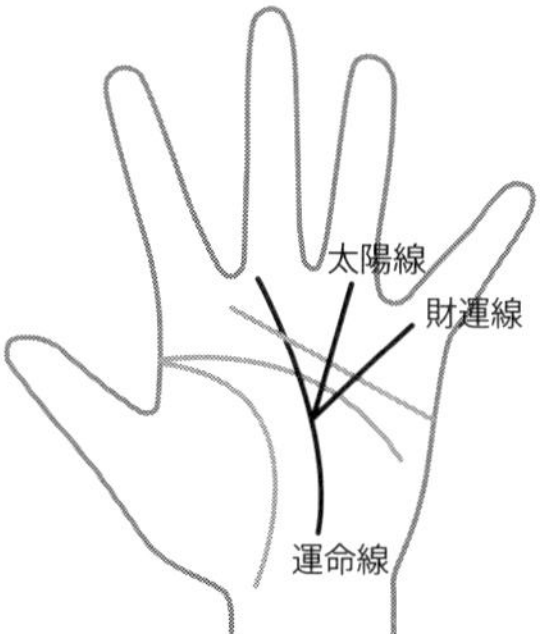

流水で洗うのがベストですが、水がもったいないと感じる場合は、水を溜めたり、お風呂に塩を入れて温まりながら、毒素を排出するイメージでやってもOKです。この手洗い法は、特にセラピストさんなどにオススメです。無意識の優しさ、癒しの心で、疲れた方のいろいろなものを吸収してしまうからです。
ぜひ、試してみてください。ガッツリ開運の運気を、その手でつかむために！

Point!

運をつかむ大事な手。毒素を排出してシッカリ運をつかむ！

気

2 嫌〜な気にあたった時の祓い方。

「なんとなくこの場所イヤだな」「曇っているわけもないのに、薄暗く感じる」「体に何かのっかっているように重い」「なんだか怖い」「いいようのない不安を感じる、心がざわつく…」なんて感じたことないですか？「気のせい、気のせい」と無視してはいけませんよ！

私たちの体は、外気と内気を循環させています。特にチャクラというエネルギーポイントから気を取り入れています。また、鼻や口からも気を吸い込みますし、皮膚や毛穴からも微細な気を吸収しています。

パワースポットなどと呼ばれている場所や、神聖な波動に包まれた神社を訪れると、体の

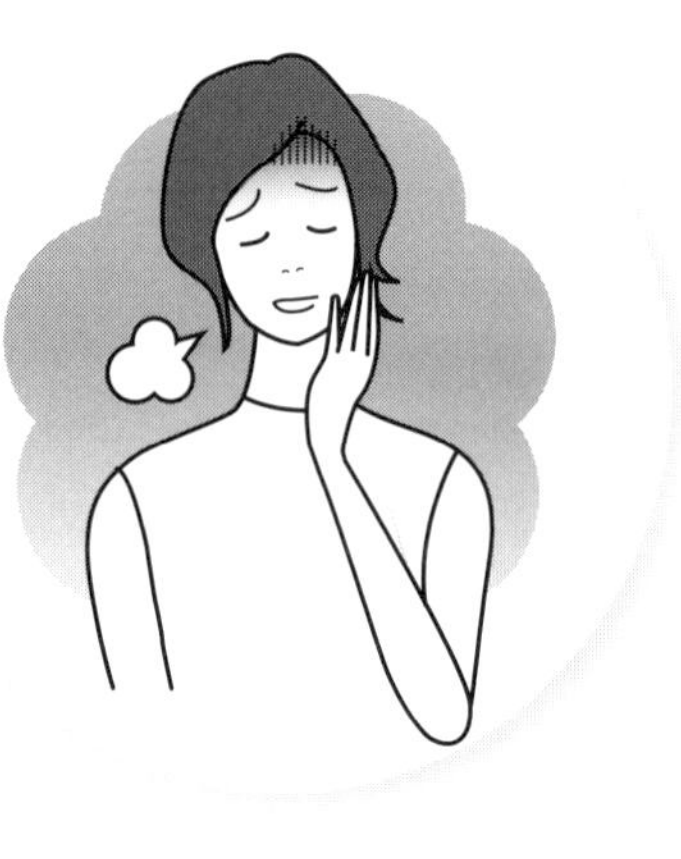

内側がスーッと清められる感じがしませんか⁉　反対に、雑然としていたり、なんだか暗くて、嫌な臭いもするような場所に行くと、自分の体に、薄汚れたものがまとわりつくような感じがしませんか⁉

「嫌だな～」「気持ち悪いな」と、感じる自分の感覚を信じましょう。そして、嫌な気を感じたら、早めに手を打つことが大切です。気のせいだと思って放置しておくと、さらなる悪いものを引き寄せてしまいます。悪いものは悪いものを、良いものは良いものを引き寄せます。「類友の法則」「引き寄せの法則」です。

邪気をすみやかに浄化して、運を引きずり落としてしてしまう負の連鎖を断ち切りましょう。

✴嫌な気の祓い方

邪気には微妙な質の違いがあります。

1. 自分や他人の愚痴や不満、怒りなどのネガティブな感情
2. 誰かが恨みや妬み、依存などを抱いており、ターゲットにされる
3. 浮遊霊など、この世にあらざるものの気

1と2は、現在生きている方のネガティブなエネルギーです。この場合の浄化に効くのが、ジュニパーという精油です。この精油でオーラグロウ（aura glow：「オーラを輝かせるもの」の意味）というスプレーを作り、頭の上からあなたのオーラを洗うようにシュッシュッと振りかけます。

古来より、香りは魔除けや浄化に使われます。そしてこのジュニパーは、人のマイナスの波動を浄化するのにとても優れた精油です。愚痴っぽい人と話した後など、ぜひシュッシュッしてください。

●オーラグロウ

材料 スプレーボトル……50㎖
精製水……50㎖
ジュニパー……20滴

作り方 ボトルに精製水とジュニパーを入れれば、でき上がり。
＊使うたびに、よく振ってください。

浮遊霊などの霊的な気にまとわり憑かれた場合は、フランキンセンスという精油を使います。同じようにスプレーを作って、頭の上からシュッシュッとして、払い落としましょう。
そして、1、2、3のいずれの場合にもやっていただきたいのが、塩のお風呂に入ることです。天然の塩は、邪気を浄化してくれます。この時、塩にジュニパーやフランキンセンスの精油を2〜3滴入れると、相乗効果で浄化力が高まります。
転ばぬ先の杖。「気のせい」と放置せず、マメな浄化を心がけてください。

Point!

邪気がまとわりつくと運気はダダ落ち！　香りと塩で祓い落とす！

髪

3 髪は気に敏感です。ネガティブな気に反応したなら清めねば！

なんだか頭がモワ〜ってする。額（特に前頭葉）が疲れて、張っている感じ。頭痛がひどくてツライ。なんてこと、ありませんか？

私たちは、無意識に周囲の気に感応しています。良い気もあればネガティブな気もあり、それらを大なり小なり吸収しています。良い気に触れれば、ス〜〜ッとし、疲れも取れ、頭もすっきりクリアになりますが、ネガティブな気に触れますと、モヤモヤとして、頭や体が重だるくなります。

頭、特に髪の毛はとても感度が良いので、敏感に反

◆前頭葉の位置と働き

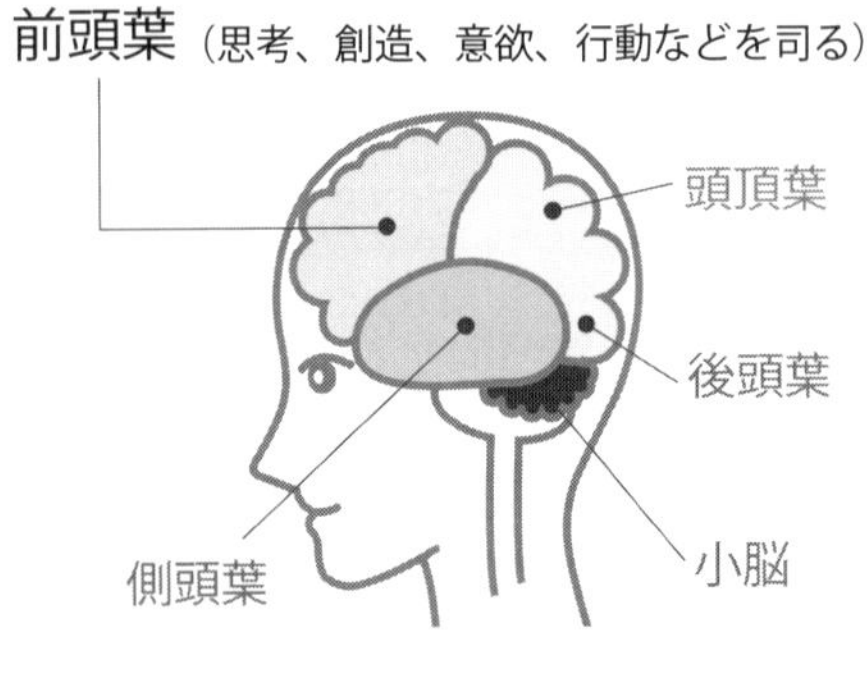

応して吸収してしまいます。「髪は神に通じる」ともいわれ、霊的な世界に通じるアンテナのような役割もしているのです。

東洋医学で髪の毛は、「血余《けつょ》＝血の余り」といわれ、体の一部です。ネガティブな気を吸収し溜め込んだ髪は、あなたそのものなので、運気に悪影響を与えますし、髪が生えている頭は、それをダイレクトに受けてしまいます。

ネガティブな気でボーッとなったり、痛みやハリなどを感じやすい額は、脳の前頭葉という部分で、思考や創造性の部位です。生きていくための意欲や行動、記憶などの働きを司っていて、脳全体の司令塔です。

望む人生を歩んでいくためには、クリアな思考と行動力が必要です。前頭葉の働きを鈍らせぬために、ネガティブな気を髪や頭から追い出して、望む人生を手に入れましょう。

✴ネガティブな気の浄化法

髪についたネガティブな気は、水で洗い流すことができます。丁寧にシャンプーして、清潔に保つようにしましょう。そして、頭まで浸透してしまったネガティブな気の場合は、もうひと手間必要です。

●塩の邪気祓い法

①お風呂に入った時に、頭の天辺、百会《ひゃくえ》のツボのあたりに、天然塩を一つかみ、のせます。

②しばらく、そのまま置いた後、その塩で頭皮を軽くマッサージ。

③そして、普通にシャンプーしてください。スッキリしますよ～。

◆塩の邪気祓い法

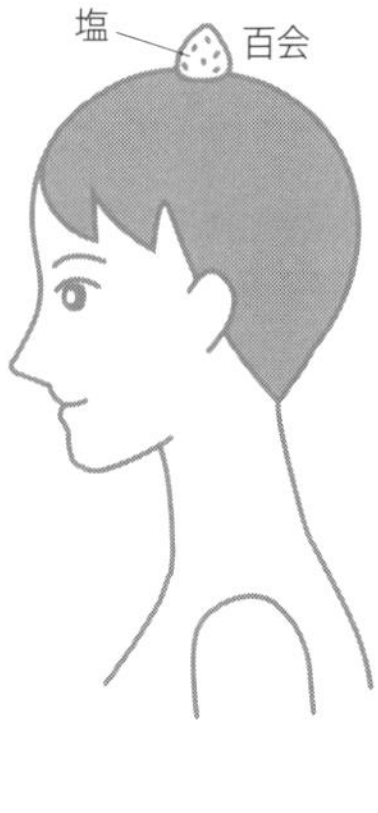

百会は、第7チャクラの場所です。天のエネルギーが入ってくる大切なところ。ここが、ネガティブな気でふさがれてしまっていては、入ってくるものも入ってきません。「天の気、地の利、人の和」が整った時、人は大きなものをつかむことができるのですから（53ページ）、大切な気の入り口をふさがないようにしましょうね。

Point!

「神」に通じる「髪」は大切。洗い清めて開運を！

おわりに

『体をリセット、運気をアップ！　幸運体質をつくる！からだ風水』を、お手に取っていただき、ありがとうございます。

この本で私がお伝えしたかったのは、「人は変われる」ということです。今どんなにガッカリな自分でも、進む道が見えず悶々としていても、「変わるぞ！」と決意して動き出せば、必ずや変化していくのです。しかし何をどうすれば自分の人生がキラキラと輝きだすのか…その方法を探しまわっているうちに決意も薄れてきて…なんてこともありそうですよね。

でも、大丈夫です！

私たちは、天から授かった人生の海図をこの世に持って生まれてきているのです。

自分にはどんな才能や魅力があり、どうすればそれを発揮できるのか？

自分らしくイキイキとできるフィールドはどこなのか？

今は勝負をかけて動き出す時なのか、それともエネルギーの充電をはかる時なのか？
どんなことに注意すればよいのか？

…などなど、いろんなことを教えてくれる海図を、あなたはお持ちなのです。
その海図は、紙などに書かれているわけではありませんが、手相・顔相・体相などの相や、生まれた瞬間の星の配置でみる、西洋占星術・四柱推命・紫微斗数などの命という形で記されています。この本では、天体の情報や計算をせずとも簡単に相をチェックして、運気をアップさせるための方法を書かせていただきました。

体が変われば、思考や心が変わります。
思考や心が変われば行動が変わり、運気も変化します。

生まれた時の星々は、人の運命に傾向を与えますが、それがすべてではありません。眠れる預言者エドガー・ケイシーは、「…いかなる惑星の作用も、太陽、月の位相、あるいは天体のいかなるものも、人間の意志力の支配をしのぐことはない」と述べています。

私たちは、運命の流れにただ流されるのではなく、自分の意志の力で、目指す目標に向け、人生を泳いでいくことができるのです。

皆さまがより良い人生を歩んでゆく上で、この本が少しでもお役に立つことを願っています。

最後に、本書の刊行にあたって、㈱ＢＡＢジャパン企画出版部の木村麗氏には、大変お世話になりました。ありがとうございます。

かんだ　ななみ

著者・かんだ ななみ

風草花（ふ～そうか）主宰。オステオパシーやアロマを取り入れた整体（骨盤矯正、小顔矯正、子宝整体など）、占い（タロット、占星術など）のセッションのほか、各種セミナーを行う。リウマチで苦しんでいた母の「この痛みだけでも誰かとってくれないかな」という言葉が心に残り、それがきっかけで体と心の勉強を始めた。
http://fusoka.com/

装丁：梅村昇史

本文デザイン：澤川美代子

イラスト：サン企画

体をリセット、運気をアップ！
幸運体質をつくる！からだ風水

2015年12月10日　初版第1刷発行

著者
かんだ ななみ

発行者
東口敏郎

発行所
株式会社 BAB ジャパン
〒151-0073　東京都渋谷区笹塚1-30-11 中村ビル
TEL 03-3469-0135
FAX 03-3469-0162
URL http://www.therapylife.jp
E-mail: shop@bab.co.jp

郵便振替
00140-7-116767

印刷・製本
株式会社 暁印刷

ISBN978-4-86220-937-5　C2077

BOOK Collection

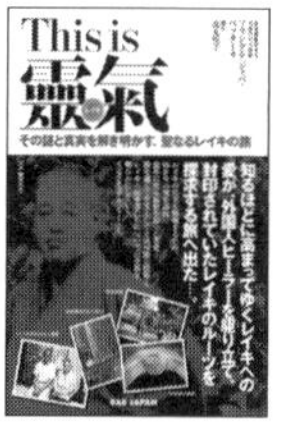

This is 靈氣
その謎と真実を解き明かす、聖なるレイキの旅

レイキの封印されたルーツの全貌を明らかにした初めての書!! 知るほどに高まってゆくレイキへの愛が、外国人ヒーラーを駆り立て、封印されていたレイキのルーツを探求する旅に出た―。レイキの真実を解明するため、ゆかりの地を訪ね、長年に渡る取材を行った著者。旅を通じて史実として立証可能な情報と、レイキの伝承者たちについての全貌を明らかにしていくスピリチュアルジャーニー。

●フランク・アジャバ・ペッター 著 ●四六判 ●292頁 ●本体1,600円+税

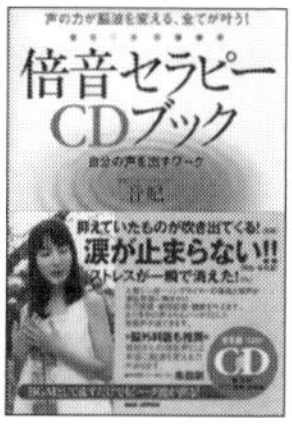

声の力が脳波を変える、全てが叶う！

倍音セラピー CD ブック

倍音声を持つシンガー・音妃の声を聴いただけで脳波がシータ波に変わり、深い癒しが体験できます。シータ波とは、脳科学を筆頭にあらゆる分野で研究されている注目の脳波。この脳波に変わると潜在意識の扉が開き、願望が実現しやすくなると言われています。CD の音声と一緒に声を出して共鳴するとより効果的です。

●音妃（おとひめ）著 ●A5判（CD付） ●135頁 ●本体1,600円+税

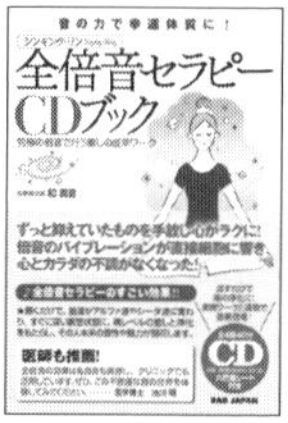

CD 付き 音の力で幸運体質に! シンギング・リン

全倍音セラピー CD ブック

ずっと抑えていたものを手放し心がラクに! 倍音のバイブレーションが直接細胞に響き、心とカラダの不調がなくなった! 日本発のヒーリング楽器『シンギング·リン』の奏でる全倍音は、自分に足りない周波数を生命が自動選択し、一瞬で、その人にとってベストなエネルギーに変換します。幸せと自己実現をかなえる、世界で初めてのサウンドセラピーです。

●和真音 著 ● A5 判（CD付き=40分） ●160頁 ●本体1,500円+税

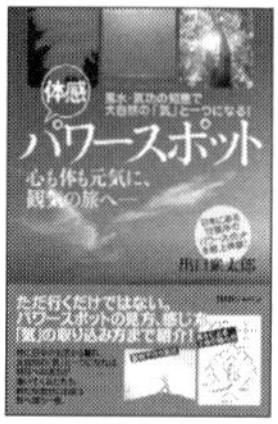

風水・気功の知恵で大自然の「気」と 一つになる！

体感 パワースポット

ただ行くだけではない。パワースポットの見方、感じ方、「気」の取り込み方まで紹介! 大自然のパワーを放つ写真を多数掲載し、日本にある 12 箇所のパワースポットを紙上体験できます。時に日々の生活から離れ、大自然の「気」と一つになれば、明日への活力が湧いてくるでしょう。新たな自分に出会う旅へ誘う一冊です。

●出口衆太郎 著 ●四六判 ●268頁 ●本体1,400円+税

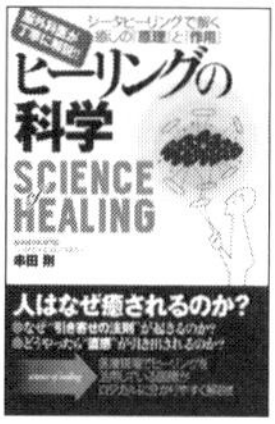

ヒーリングの科学

脳外科医が丁寧に解説 !! シータヒーリングで解く癒しの「原理」と「作用」。人はなぜ癒されるのか? なぜ“引き寄せの法則”が起きるのか? どうやったら“直感”が引き出されるのか? 医療現場でヒーリングを活用している医師がロジカルに分かりやすく解説。

●串田剛 著 ●四六判 ●212頁 ●本体1,500円+税